Monthly Book *Derma.*

編集企画にあたって…

JN115762

　免疫再構築症候群(immune reconstitution inflammatory syndrome；IRIS)は HIV 感染症に対する ART 後に回復した免疫反応により発症・増悪する疾患群として定義され，HIV 感染症以外の疾患では IRIS の概念はほとんど適用されてこなかった．皮膚科分野では，薬剤性過敏症症候群(drug-induced hypersensitivity syndrome；DiHS)において特定の薬剤を 2〜6 週間内服することにより免疫抑制を生じ，原因薬の中止やステロイド薬の急な減量による免疫回復の過程で多彩な感染症や自己免疫疾患を続発するという，まさに IRIS に一致する病態であることが明らかになってきた．近年，悪性腫瘍や自己免疫疾患を中心に分子標的薬，抗体製剤，免疫チェックポイント阻害薬など免疫に大きな影響を及ぼす新規医薬品が次々に導入された．免疫チェックポイント阻害薬による治療中に各臓器に様々な自己免疫疾患や感染症患など，免疫関連有害事象(immune-related adverse event；irAE)を引き起こすことが報告されている．これらの多くは DiHS や ART 中に生ずる臨床症状と共通しており，筆者らは irAE も non-HIV IRIS として広くとらえて病態解明，治療法の開発を進めるべきであると考えている．

　膠原病，自己免疫疾患，悪性腫瘍，DiHS などの原疾患の治療あるいは治療終了後に感染症や諸臓器の障害などが次々に生じた場合，それらは各診療科でそれぞれ別個の疾患ととらえられて治療されることが多い．免疫再構築に基づく病態の理解なしに感染症が発症したとして，原疾患に有効な免疫作用薬を安易に減量・中止すると原疾患の増悪だけでなく，免疫再構築が加速され，有害事象を増悪させるおそれがある．このため non-HIV IRIS の概念確立とバイオマーカーの開発が必要である．

　日本皮膚科学会の新規医薬品副作用モニター委員会には，皮膚科委員のほかに JCHO 東京山手メディカルセンター呼吸器内科顧問の徳田 均先生，東京大学大学院医学系研究科感染制御学教授の森屋恭爾先生らが委員を勤めておられ，この委員会のメンバーが中心となり 2017 年 11 月第 81 回日本皮膚科学会東京支部学術大会でのシンポジウムを契機に，「非 HIV 感染者の免疫再構築症候群研究会」が設立された．筆者らは 2019 年に non-HIV IRIS の診断基準案を提唱したが，エビデンスとなる数値基準を示す段階には至っていない．今年度より本症の概念確立とバイオマーカー開発を目指し，AMED 研究班を組織して研究を進めている．最終的には自己免疫疾患，悪性腫瘍などの原疾患に対する治療中に有害事象が発生した場合の治療指針の確立，新規治療薬の開発にも繋げていきたい．

　本企画では皮膚科，呼吸器内科，リウマチ膠原病など診療科を越えて，それぞれの切り口から non-HIV IRIS，irAE の病態，発症機序，対処法などの知見を経験例や現在進行中の研究成果を混じえて解説いただいた．コロナ禍の中，ご多忙中にもかかわらずご執筆をいただいた先生方に深謝いたします．本企画が non-HIV IRIS の疾患概念確立の一助になれば幸いである．

2021 年 1 月

末木博彦

KEY WORDS INDEX

WRITERS FILE
ライターズファイル
（50 音順）

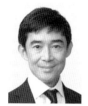

加藤　雪彦
（かとう　ゆきひこ）

1988年	東京医科大学卒業
1999年	同大学皮膚科，講師
2003年	米国 Johns Hopkins 大学 Sidney Kimmel Comprehensive Cancer Center，博士研究員
2006年	東京医科大学皮膚科，講師
2012年	都立多摩総合医療センター（名称改変）皮膚科，部長
2014年	同センター，臨床研究部長（兼任）
2016年	東京医科大学八王子医療センター皮膚科，准教授

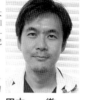

田中　徹
（たなか　とおる）

2006年	日本医科大学卒業 災害医療センター初期臨床研修
2008年	日本医科大学呼吸器内科入局
2010年	独立行政法人国立病院機構茨城東病院
2012年	坪井病院
2017年	日本医科大学大学院修了 同大学呼吸器内科，助教

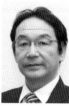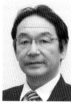

松井　聖
（まつい　きよし）

1983年	兵庫医科大学卒業
1989年	同大学大学院医学研究科内科系修了
1990年	米国スタンフォード大学免疫・微生物学教室，客員研究員 米国ハワードヒューズ医学研究所，客員研究員
1996年	兵庫医科大学内科学第3講座，助手
2000年	同大学総合内科学講座（リウマチ・膠原病科），講師
2008年	同大学内科学講座（リウマチ・膠原病科），准教授
2014年	同大学内科学リウマチ・膠原病科，教授
2018年	同大学病院リウマチ科・膠原病内科，診療部長（兼任）
2019年	同大学内科学糖尿病内分泌・免疫内科，教授 同大学病院アレルギー・リウマチ内科，診療部長（兼任）

金子　祐子
（かねこ　ゆうこ）

1997年	慶應義塾大学卒業 同大学内科学，医員
2001年	同大学リウマチ内科，医員
2006年	同大学クリニカルリサーチセンター，特別研究助教
2009年	同大学リウマチ内科，助教
2012年	英国オックスフォード大学，フェロー
2014年	慶應義塾大学リウマチ内科，講師
2019年	同大学リウマチ・膠原病内科，准教授

中村　泰大
（なかむら　やすひろ）

1997年	筑波大学卒業 同大学附属病院皮膚科，研修医
1998年	日立製作所多賀総合病院皮膚科，医員
1999年	虎の門病院皮膚科，後期専修医
2002年	筑波大学附属病院皮膚科，医員
2007年	同大学大学院博士課程修了 同大学皮膚科，講師
2013年	埼玉医科大学国際医療センター皮膚腫瘍科・皮膚科，准教授
2017年	ドイツ University of Duisburg-Essen 留学
2018年	埼玉医科大学国際医療センター皮膚腫瘍科・皮膚科，教授

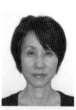

水川　良子
（みずかわ　よしこ）

1985年	杏林大学卒業 同大学医学部附属病院皮膚科入局
2000年	同大学皮膚科学講座，助手
2004年	同，学内講師
2010年	同，講師
2013年	同，准教授
2019年	同，臨床教授

末木　博彦
（すえき　ひろひこ）

1980年	昭和大学卒業 同大学皮膚科入局
1982年	日本赤十字社医療センター皮膚科
1983年	昭和大学皮膚科，助手
1988年	同，講師
1990〜93年	米国ペンシルバニア大学皮膚科留学
1993年	昭和大学皮膚科，講師（帰任）
1995年	同，助教授
2004年	同，教授（員外）
2006年	同大学藤が丘病院皮膚科，医長，教授（員外）
2009年	同，教授
2012年	同大学皮膚科，教授

藤田　次郎
（ふじた　じろう）

1981年	岡山大学卒業 虎の門病院内科，レジデント
1983年	国立がんセンター中央病院内科，レジデント
1985年	米国ネブラスカ医科大学留学
1987年	香川医科大学医学部附属病院第一内科，助手
2001年	同，講師
2005年	琉球大学大学院医学研究科感染症・呼吸器・消化器内科学講座，教授
2015年	同大学医学部附属病院，病院長（2期4年間，2019年3月末まで）

山本　剛伸
（やまもと　たけのぶ）

1999年	山梨医科大学卒業 岡山大学附属病院皮膚科，医員
2002年	高知医科大学微生物学教室国内留学
2004年	岡山大学附属病院皮膚科，医員
2008年	米国 NIH 留学
2010年	国立療養所長島愛生園皮膚科，医長
2011年	川崎医科大学皮膚科，講師
2019年	同，准教授 同大学総合医療センター皮膚科，副部長

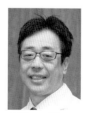

吉村　清
（よしむら　きよし）

1993年	山口大学卒業 同大学外科学第2講座（現，消化器・腫瘍外科学）入局
2001年	同大学大学院終了，医学博士
2002年	米国ジョンズホプキンス大学腫瘍科・外科，ポストドクトラルフェロー
2006年	同，常勤ビジティングアシスタントプロフェッサー
2007年	同，アシスタントプロフェッサー
2014年	国立がん研究センター先端医療開発センター免疫療法開発分野・築地，分野長，同センター中央病院先端医療科，医長（免疫療法開発分野・築地，分野長併任）
2018年	昭和大学臨床薬理研究所臨床免疫腫瘍学寄附講座，教授／同大学内科学講座腫瘍内科学部門，兼担教授
2020年	同大学臨床薬理研究所臨床免疫腫瘍学部門，教授／同大学内科学講座腫瘍内科学部門，兼担教授

INDEX *Monthly Book* *Derma.* No. 305／2021.2 ◆目次

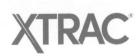

免疫再構築症候群/irAEの学び方・診方

◆編集企画／昭和大学教授　末木　博彦　　◆編集主幹／照井　正　　大山　学

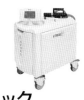
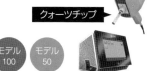
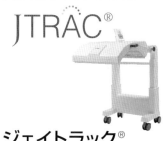

好評

図解 こどもの あざ と できもの

診断力を身につける

編集 順天堂大学浦安病院形成外科　林　礼人
　　　赤坂虎の門クリニック皮膚科　大原國章

2020年8月発行　B5判　138頁　定価6,160円（本体5,600円＋税）

臨床写真から
検索できる
アトラス疾患別
目次付き!!

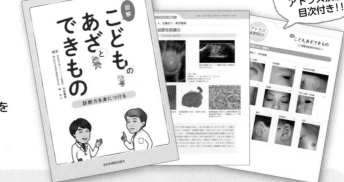

"こども"の診療に携わる すべての方に送る!

皮膚腫瘍外科をリードしてきた編者が
経験してきた64疾患520枚臨床写真と
できもの（腫瘍）とあざ（母斑）の知識を
ぎゅっと凝縮しました!!

CONTENTS

弊社紹介
ページはこちら
◀◀◀◀

全日本病院出版会
〒113-0033　東京都文京区本郷 3-16-4　Tel：03-5689-5989
www.zenniti.com　　　　　　　　　　　　　Fax：03-5689-8030

MB Derma, 305：1-8, 2021.

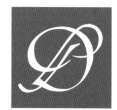

◆特集／免疫再構築症候群/irAE の学び方・診方

非 HIV 免疫再構築症候群とは
―その概念と診断基準―

末木博彦*

Key words：免疫再構築症候群(immune reconstitution inflammatory syndrome；IRIS)，免疫関連有害事象(immune related adverse event；irAE)，薬剤性過敏症症候群(drug-induced hypersensitivity syndrome；DiHS)，免疫チェックポイント阻害薬(immune-checkpoint inhibitor；ICI)，制御性 T 細胞(regulatory T cell；Treg)，サイトメガロウイルス感染症(cytomegalovirus infection)

Abstract 免疫再構築症候群(IRIS)は，HIV 感染者に対する抗ウイルス療法により免疫の回復に伴って顕在化・増悪する炎症性病態に対して命名された．非 HIV 患者においてもステロイド薬を含む免疫抑制薬の中止や減量など免疫の回復により，感染症の顕在化や増悪など HIV-IRIS と同様の事象と考えられる症例報告が多数ある．皮膚科領域では薬剤性過敏症症候群(DiHS)がこの病態を示す代表的な疾患である．筆者らは非 HIV IRIS の診断基準を提唱したが，バイオマーカーが未開発のため数値基準がない．発症機序については制御性 T 細胞の縮小・機能低下が報告されている．近年では免疫チェックポイント阻害薬が普及し，IRIS と共通する事象が報告され，免疫関連有害事象(irAE)として注目されている．筆者らは irAE が非 HIV IRIS に包含される病態との仮説を基にさらなる病態解明，バイオマーカーの開発，新規治療法の開発を目指している．

はじめに

2020 年 7 月現在，我が国でも再び感染拡大が続いている新型コロナウイルス感染症(COVID-19)の治療薬として，抗ウイルス薬のレムデシビルに続いて副腎皮質ステロイド薬であるデキサメタゾンが保険適用された．これは英国で実施されたランダム化試験により，重症化して人工呼吸器を装着している患者だけでなく，侵襲的な人工換気なしに酸素投与を受けている患者でも死亡率の有意な減少が認められた結果による[1]．過去の医学常識では，重症感染症に免疫抑制作用を有するステロイド薬を投与すると病原微生物の量を増やし，むしろ禁忌と考えられていた．ウイルスに対して適度な免疫反応が生ずれば産生された抗体によりウ

イルス量を減らし，感染症を軽快させることができるが，過剰な免疫反応を生ずると激しい炎症によって生体組織が破壊され，症状の重篤化や不可逆的な結果を招き得る(図 1)．こうした過剰な免疫反応を抑えるためにステロイド薬や免疫抑制薬が有効性を発揮することは理にかなっている．ウイルスと免疫のバランスはウイルスの種類や症例により大きく異なる．ウイルス感染症の発症初期から過剰免疫反応を生ずる可能性を予測できるバイオマーカーの開発が望まれる．

免疫再構築症候群(immune reconstitution inflammatory syndrome；IRIS)は，HIV 感染症に対する antiretroviral therapy(ART)により白血球，特に CD4 の回復に伴い日和見感染症を発症したり，潜伏していた感染症が急激に増悪したり，自己免疫疾患を誘発するなど過剰免疫反応による炎症性病態を包含する概念である[2]．我が国では近年，厚生労働科学研究費補助金エイズ対策研究

* Hirohiko SUEKI，〒142-8555 東京都品川区旗の台 1-5-8 昭和大学医学部皮膚科学講座，主任教授

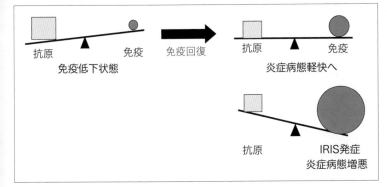

図 1.
免疫再構築症候群の病態模式図
病原微生物などの抗原と免疫のバランスが
取れていれば炎症病態は軽快するが，免疫
の回復が過剰になると感染症などの炎症病
態が顕在化あるいは増悪する．

事業により「診療のポイント」が整備され[3]，HIV
感染症の早期発見，早期治療が行われるようにな
り，免疫不全が高度になる前に ART が開始され
るようになったためか典型的な IRIS の症例は減
少傾向にある．一方，多くの自己免疫疾患，膠原
病などの免疫関連疾患の治療薬として従来の免疫
抑制薬に加え，免疫を抑制する分子標的薬，抗体
製剤，免疫チェックポイント阻害薬が次々と導入
されており，それらの中止や減量に伴ってIRISの
病態がしばしば認識されるようになり，非HIV 免
疫再構築症候群(non-HIV IRIS)の呼称が用いら
れている[4][5]．

免疫再構築症候群(IRIS)と
免疫関連有害事象(irAE)の概念と疫学

1．HIV-IRIS

HIV 感染症により免疫不全が進行した状態で
はなく，むしろ ART を開始した後に日和見感染
症が発症，再増悪することが経験される．この機
序として，免疫不全進行時には病原微生物などに
対する免疫反応を生じないために臨床症状が発現
されなかったが，ART により免疫が急回復するこ
とによって過剰な免疫反応，すなわち炎症が惹起
されて日和見感染症が顕在化するものと考えら
れ，これらの一連の病態がHIV-IRIS とされる[6]．
発症に関わる要因として免疫担当細胞数や機能の
改善，リンパ球の再配分，免疫調節機能(制御性 T
細胞)の不全，Th1/Th2 のバランス変化，アポ
トーシス過程の調整，遺伝学的な感受性(HLA
型，TNF-α の遺伝子多型など)，病原微生物等の
抗原量などが指摘されている[3]．

海外の報告では，ART を受けた患者の 7.6〜
10%に IRIS を生ずるとされている．厚生労働研究
班の調査では，ART を受けた HIV 感染患者 2,018
例中 176 例(8.7%)と，同程度に IRIS を発症し，
疾患別では帯状疱疹が最も多く，次いで非結核性
抗酸菌症，cytomegalovirus(CMV)感染症，
ニューモシスチス肺炎，結核症，カポジ肉腫の順
であった[3]．ART 開始(または変更)から IRIS 発
症までの期間は疾患により異なり，症例によって
幅が大きいが，中央値はニューモシスチス肺炎が
10 日，非結核性抗酸菌症が 17.5 日，結核症が 21
日，CMV 感染症が 47 日，帯状疱疹が 119 日で
あった[3]．HIV-IRIS 発症のリスク因子として，単
変量解析では年齢が高い，AIDS 例が多い，ART
開始前の $CD4^+CD8^+$ 数が低く，HIV-RNA 量が多
く，ART 開始前のヘモグロビン値が低く，ART
1 か月後の $CD4^+$ 数の増加率が高いことが示され，
多変量解析では ART 開始前の $CD4^+$ 数 $50/\mu L$ 未
満，ART 開始時の HIV-RNA 量 1.0×10^5 コピー/
mL 以上が IRIS 発症に関連すると報告されてい
る[3]．

2．Non-HIV IRIS

非 HIV 感染者においても，ステロイド薬を含む
免疫抑制薬の中止や減量など免疫の回復により，
感染症の顕在化や増悪など，HIV IRIS と同様の事
象と考えられる症例の報告が多数あり，非HIV 感
染者の IRIS としての総説も散見される[7]〜[9]．しか
し発症機序の詳細についての研究は少なく，HIV
IRIS と相違点があるかどうかについても明らか
ではない．診断に必要な免疫回復の指標となるバ
イオマーカーの開発も進んでいない．このため

non-HIV IRIS の発症頻度については検討されていない．

皮膚科領域では薬剤性過敏症症候群(drug-induced hypersensitivity syndrome；DiHS)が，まさに non-HIV IRIS の病態を示す疾患であることが報告されている．その根拠として，① 発症早期には CD4$^+$ T 細胞数が増加し，その後漸減して発症 2 か月で正常に戻ること[9]，② 発症 3 か月以内に CMV 感染症，帯状疱疹，間質性肺炎，ニューモシスチス肺炎などの感染症，1 型糖尿病，自己免疫性甲状腺炎，円形脱毛症，尋常性白斑や種々の自己免疫疾患を数か月～数年後に続発すること[10]，③ IgG，IgM など血中免疫グロブリン値が発症早期に減少し，その後は徐々に正常域に回復すること[11]，④ 末梢血制御性 T 細胞(Treg)は発症早期には増加するが，その後は減少が持続し，機能低下を伴うこと[12]，⑤ 被疑薬の薬剤誘発性リンパ球刺激試験(DLST)は発症早期に陰性を示すことが多いが，皮疹軽快時に陽性化することが多く[13]，しかも長期間にわたって陽性が持続することがある，などが示されている．DiHS は抗痙攣薬，アロプリノール，サラゾスルファピリジン，ジアフェニルスルフォンなど免疫抑制作用のある薬物を 1 か月前後内服継続後に発症し，原因薬の中止により症状が悪化するなど，ステロイド全身療法を行わなくても IRIS の病態がみられる．ステロイド全身療法を行うとその減量により IRIS 事象を生ずるなど，DiHS は重症度によるが，多かれ少なかれ IRIS の病態を有する．

免疫抑制治療を行うリウマチ・膠原病ならびにその類縁疾患において，ニューモシスチス感染症は ST 合剤による予防が行われるが，予防が難しい CMV 感染症の発症率は 7,377 例中 151 例(2.0%)との報告がある[14]．疾患別では SLE が 151 例中 74 例と最も多く，次いで皮膚筋炎が 15 例，顕微鏡的血管炎が 13 例の順とされる．死亡例は 150 例中 44 例(29.3%)と高率である[14]．CMV 感染症による死亡のリスク因子として末梢血リンパ球減少，59.3 歳以上，ステロイドパルス療法が指摘されている[14]．

3．irAE

免疫チェックポイント阻害薬に関連して免疫機序により諸臓器に生ずる副作用は，免疫関連有害事象(immune related adverse events；irAE)と総称される[15]．免疫チェックポイント阻害薬による免疫抑制の解除は腫瘍に対する特異性がないため，免疫寛容になっていた自己反応性 T 細胞の抑制が解除されると自己の正常組織を攻撃し，諸臓器に自己免疫疾患様の有害事象を生ずることになる．CD8$^+$T 細胞の免疫チェックポイントが直接阻害されると活性化されて正常組織を障害したり，CD4$^+$T 細胞については B 細胞を介した自己抗体産生による水疱性類天疱瘡などの有害事象も発症する[16]．このほか，制御性 T 細胞(Treg)にも CTLA-4 分子[17]や PD-L1[18]が発現しているため，それらの阻害薬は Treg の機能抑制を介して細胞傷害性 T 細胞を活性化する機序も想定されている．IRIS では感染症の頻度が高いのに対し，irAE では 1 型糖尿病など自己免疫疾患が目立つ．標的臓器としては皮膚，消化管，肝臓，内分泌臓器が多い．皮膚では稀に SJS/TEN(Stevens-Johnson syndrome/toxic epidermal necrolysis)の報告もある．感染症では帯状疱疹，CMV 感染症，結核，細菌性肺炎などの報告も少なくない．概念や発生する事象の共通性から，irAE は "医原性 IRIS" との考え方もある[19]．今後，両者の共通点，相違点に関するさらなる検討が必要と考えられる．

IRIS と irAE の診断

1．HIV-IRIS

厚生労働科学研究班による「診療のポイント」では Shelburne ら[6]，Haddow ら[20]の診断基準が採用されている(表 1)．後者では paradoxical IRIS と unmasking IRIS に分けて臨床基準と除外基準を設定している．いずれも薬物の副作用は除外されている．

2．Non-HIV IRIS

筆者らが提唱している診断基準案を表 2 に示

表 1. Haddow らによる HIV IRIS の診断基準（文献 20 より）

【Paradoxical IRIS】
＜臨床基準＞
　1）経時的関係：ART 開始が臨床的悪化より先行
　2）以下の 1 つを満たす
　　a．適切な治療で臨床的効果を認めた後，ART を開始してから出現・継続する感染性/炎症性病態の増悪
　　b．重症度，炎症反応，発症の速さや局在性に関して臨床的，組織学的あるいは画像の所見が非典型的か誇張された増悪
　　c．頻度，重症度や治療反応性に関して ART 開始 1 年以内の病状より悪く，一時的な感染性/炎症性病態の繰り返し
＜除外項目＞増悪を以下のことで説明できない．
　1）適切な治療を行ったうえで予測される基礎疾患の臨床経過
　2）薬物の副反応
　3）他の感染症や炎症性病態
　4）従前の有効な治療の中止
　5）ART の失敗：アドヒアランス不良・耐性（ウイルス学的に確認）
【Unmasking IRIS】
＜臨床基準＞
　1）経時的関係：ART 開始が臨床的悪化より先行
　2）ART 開始後に感染性/炎症性病態の新たな症候の出現
　3）ART 開始時に存在したであろう病原体・抗原と矛盾しない
　4）次のいずれかを満たす
　　a．ART 開始後 3 か月以内の発症
　　b．重症度，炎症反応，発症の速さや局在性に関して非典型的か誇張された臨床的，組織学的あるいは画像の所見
＜除外基準＞
　1）他の病態で予測される臨床経過
　2）薬物の副作用
　3）病歴や他の証拠で確定された新たな感染症
　4）ART の失敗：アドヒアランス不良・耐性（ウイルス学的に確認）

表 2. 筆者らによる non-HIV IRIS の診断基準案（文献 5 より）

＜概　念＞
非 HIV 感染患者において免疫低下状態からの回復に伴い，回復前から存在していたと想定される抗原や病原微生物に対する諸臓器の炎症性病態が数か月以内に顕在化したり，既に発症あるいは治療していた炎症性病態が明らかに増悪する臨床経過の総称である．
＜主要項目＞
　1．HIV 陰性である
　2．免疫低下状態からの回復に伴う病態である
　3．① 免疫回復前から存在が想定される抗原（薬物を含む）や病原微生物に対する炎症性病態の顕在化（unmasking），
　　　② 既に発症していたあるいは治療していた炎症性病態の増悪（paradoxical），の一方もしくは両方が認められる．
＜除外項目＞
　1．基礎疾患に対し適切な治療を行ったうえでの基礎疾患の想定内での増悪
　2．基礎疾患に対する有効な治療の中止による基礎疾患の再燃・増悪
　3．免疫低下状態回復後に新たに摂取された抗原や病原微生物による炎症性病態
＜診　断＞
主要項目のすべてに該当し，除外項目すべてに該当しない場合，non-HIV IRIS と診断する．

す[5]．概念としては HIV 感染症に関連しない免疫低下状態からの回復に伴い，従前から存在していたと想定される抗原や病原微生物に対する諸臓器の炎症性病態が数か月以内に顕在化したり，既に発症あるいは治癒していた炎症性病態が明らかに増悪する臨床経過の総称である[5]．Haddow らの HIV IRIS の診断基準[20]を参考に主要項目と除外項目を設定し，主要項目すべてに該当し，除外項目すべてに該当しない場合に non-HIV IRIS と診断する[5]．主要項目である「免疫低下状態からの回復に伴う病態」や「炎症性病態の増悪」については，その客観的な指標となるバイオマーカーが確立していないため，どの程度からを non-HIV IRIS とするのかコンセンサスが得られていない．診断の

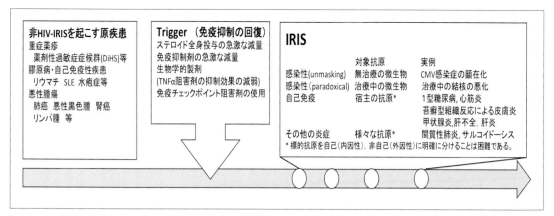

図 2. Non-HIV IRIS を生ずる原疾患, IRIS のトリガー, 生じ得る疾患の関係

指標となるバイオマーカーの開発が喫緊の課題である. さらには IRIS の発症を予知できるバイオマーカーがあれば, 治療の判断に有益な情報をもたらすものと期待される.

Non-HIV IRIS を生ずる原疾患と IRIS のトリガー, 生じ得る疾患の関係を図 2 に示す. 疾患自体が IRIS である DiHS のほかではステロイド薬を含む免疫抑制薬の減量や中止がトリガーとなる.

関節リウマチ, 炎症性腸疾患, 乾癬性関節炎など多くの適応症を有する抗 TNF-α 阻害薬では結核の発症や重症化が問題になる[21]. 抗 TNF-α 阻害薬は注射投与のため, 注射間隔の間で血中濃度の上昇と下降を繰り返すことや, 薬剤に対する抗体産生による作用減弱が IRIS のトリガーになると考えられる.

IRIS を生ずる標的抗原としては各種病原微生物のほか, 宿主の自己抗原が考えられる. HIV IRIS では薬物の副作用は除外されていたが, 近年提唱された p-i コンセプト[22]によれば, ウイルス特異的とされる T 細胞も薬剤により活性化され薬疹の発症に関与すると考えられる. このため, IRIS の標的となる外来抗原には病原微生物のほか薬剤も含まれるものと考えられる. 薬疹とウイルス感染症の区別が困難な症例があること, HIV 感染者では薬疹を生じやすいこと[23], DiHS の経過中に第 2, 第 3 の薬疹を生じやすいこと[24], ステロイドパルス療法後やステロイド薬減量中に中毒性表皮壊死症など重症薬疹を発症する症例がある[25]などの臨床経験はこの考えを支持する. 欧州

の重症薬疹疫学研究によれば, SJS/TEN の発症前にステロイド薬を投与されていた症例は全体の 14.8% に及ぶとされ[26], 我が国における 2016～ 2018 年の全国疫学調査でも 15.6% と, ほぼ同様の結果であった(未発表データ). ステロイド投与量のピーク時, 減量時, 中止時など, どのタイミングで重症薬疹を発症しているのかについて興味が持たれる.

生命予後に大きな影響を及ぼす IRIS 事象として CMV 感染症がある. DiHS において CMV 感染症のリスクを示す DiHS/DRESS(drug reaction with eosinophilia and systemic symptoms)重症度スコアが提唱されている. 年齢, 発症後の被疑薬服用日数, アロプリノール内服の有無, ステロイドパルス療法の有無, 皮疹面積, 38.5℃以上の発熱期間, 食欲低下の日数, 腎障害, 肝障害, CRP をスコア化して評価する[27]. CMV 再活性化群では初診から 3 日目までの早期重症度スコアは 4～ 7, 平均 6, CMV 活性化なし群では早期重症度スコア 1～4, 平均 2 であり, 統計学的有意差が認められ, 発症早期に CMV 感染症の発症を予知できる点で有用である[27].

3. irAE

irAE は免疫チェックポイント阻害薬投与に関連して生ずる免疫に関連する有害事象全般を総称しており, 詳細な基準はない. 相原らの調査によると, 皮膚に生ずる irAE の 179 例の内訳としては(播種状)紅斑・丘疹が 52 例, 限局性紅斑が 27 例, 白斑が 21 例, 瘙痒のみ 14 例, 乾癬様皮疹 12

例，多形紅斑10例，扁平苔癬様皮疹10例，乾皮症5例，SJS/TENが2例などと報告されている[28]．

悪性黒色腫にニボルマブを12回投与し，中止4週後にTENを発症した症例ではステロイドパルス療法，血漿交換療法，IVIG療法後に1型糖尿病，橋本病，ヘパリン起因性血小板減少症候群（HIT症候群），CMV抗原血症を次々と発症し[29]，IRISの病態を伴うDiHSとの類似性が認められる．

免疫チェックポイント阻害薬の対象疾患として悪性黒色腫68例と肺癌74例を比較すると，興味深いことにirAEとして生ずる皮膚障害の違いが垣間見える．すなわち白斑は悪性黒色腫18例，肺癌2例と前者に多いのに対し，扁平苔癬様皮疹は悪性黒色腫0例，肺癌8例，乾癬様皮疹は悪性黒色腫3例，肺癌6例と後者に多い[28]．症例数が少なく結論づけることはできないが，原疾患とirAEにおいてTリンパ球の標的となる組織に共通性を有する傾向がみられる．

グレード3/4の重篤irAEのバイオマーカーとして末梢血白血球増多，相対リンパ球数の減少が，肺と消化管irAEのバイオマーカーとして末梢血白血球増多，相対好中球増加，相対リンパ球減少が報告されている[30]．治療ベースラインでの好中球増多とリンパ球減少による好中球/リンパ球比（neutrophil/lymphocyte ratio；NLR）の上昇は，免疫チェックポイント阻害薬治療への反応不良や生存期間の短縮に関連するとされている[31]．

おわりに

Non-HIV IRISとirAEの概念，病態，診断について概説した．筆者らはirAEがnon-HIV IRISに包含される病態との仮説を基にさらなる病態解明，バイオマーカーの開発，最終的には新規治療法の開発を目指している．これまでのところ，両者に共通する病態としてTregの縮小，機能障害が指摘されているが，多くの臨床的な疑問点が残されている．皮膚科医はDiHSを代表とするnon-HIV IRISとメラノーマ治療におけるirAEの双方を取り扱うが，原疾患や発症する事象は多くの臓器に及んでおり，関連する多くの診療科と協力して，感染症，膠原病・自己免疫疾患，重症薬疹，悪性腫瘍などの免疫関連疾患における診療の質向上に寄与して行きたい．

謝　辞
本研究の一部は国立研究開発法人，日本医療研究開発機構（AMED）課題番号18ek0410025h0003，20ek0410068h0001の助成を受けた．

文　献

1) Mahase E：Covid-19：Dexamethasone suggest as RECOVERY trial publishes preprint. *BMJ*, **369**：m2512, 2020（http://dx.doi.org/10.1136/bmj.m2512）.

2) French MA：Antiviral therapy immune restoration disease in HIV-infected patients on HAART. *AIDS Reader*, **9**：548-562, 1999.

3) 厚生労働科学研究費補助金エイズ対策研究事業ART早期化と長期化に伴う日和見感染症への対処に関する研究班：免疫再構築症候群診療のポイントVer. 4. 2015.

4) Sun HY, Singh N：Immune reconstitution inflammatory syndrome in non-HIV immunocompromised patients. *Curr Opin Infect Dis*, **20**：402-406, 2001.

5) Sueki H, Mizukawa Y, Aoyama Y：Immune reconstitution inflammatory syndrome in non-HIV immunosuppressed patients. *J Dermatol*, **45**：3-9, 2018.

6) Shelburne SA, Hamill RJ, Rodriguez-Baaradas MC, et al：Immune reconstitution inflammatory syndrome during highly active antiviral therapy. *Medicine*（Baltimore）, **81**：213-217, 2002.

7) Cheng VC, Yuen KY, Wong SSY, et al：Immunorestitution diseases in patients not infected with HIV. *Eur J Clin Microbiol Infect Dis*, **20**：402-406, 2001.

8) Sharschimidt TC, Amerson EH, Rosenberg OS, et al：Immune reconstitution reactions in human immunodeficiency virus-negative patients：report of a case and review of the literature. *JAMA Dermatol*, **149**：74-48, 2013.

9) Shiohara T, Kurata M, Mizukawa Y, et al : Recognition of immune reconstitution syndrome necessary for better management of patients with severe drug eruptions and those under immunosuppressive therapy. *Allergol Int*, **59** : 333-343, 2010.

10) Kano Y, Tohyama M, Aihara M, et al : Sequelae in 145 patients with drug-induced hypersensitivity syndrome/drug reaction with eosinophilia and systemic symptoms : survey conducted by the Asian Research Committee on Severe Cutaneous Adverse Reactions(ASCAR). *J Dermatol*, **42** : 276-282, 2015.

11) Kano Y, Inaoka M, Shiohara T : Association between anticonvulsant hypersensitivity syndrome and human herpes virus 6 reactivation and hypogammaglobulinemia. *Arch Dermatol*, **140** : 183-188, 2004.

12) Takahashi R, Kano Y, Yamazaki Y, et al : Defective regulatory T cells in patients with severe drug eruptions : timing of the dysfunction is associated with the pathological phenotype and outcome. *J Immunol*, **182** : 8071-8079, 2009.

13) Kano Y, Hirahara K, Mitsuyama Y, et al : Utlity of the lymphocyte transformation test in the diagnosis of drug sensitivity : dependence on its timing and the type of drug eruption. *Allergy*, **62** : 1439-1444, 2007.

14) Takizawa Y, Inokuma S, Tanaka Y, et al : Clinical characteristics cytomegalovirus infection in rheumatic diseases : multicenter survey in a large patient population. *Rheumatology*, **47** : 1373-1378, 2008.

15) Weber JS, Kähler, KC, Hauschild A, et al : Management of immune-related adverse events and kinetics of response with ipilimumab. *J Clin Oncol*, **30** : 2691-2697, 2012.

16) Muramatsu K, Ujiie H, Kobayashi I, et al : Regulatory T-cell dysfunction induces autoantibodies to bullous pemphigoid antigens in mice and human subjects. *J Allergy Clin Immunol*, **142** : 1818-1830, 2018.

17) Romano E, Kusio-Kobialka M, Foukas PG, et al : Ipilimumab-dependent cell-mediated cytotoxicity of regulatory T cells *ex vivo* by nonclassical monocytes in melanoma patients. *Proc Natl Acad Sci USA*, **112** : 6140-6145, 2015.

18) Cai J, Wang D, Zhang G, et al : The role of PD-1/PD-L1 axis in Treg development and function : implication for cancer immunotherapy. *Onco Targets Ther*, **12** : 8437-8445, 2019.

19) 松井　聖, 佐野　統：免疫チェックポイント阻害薬による副作用(医原性免疫再構築). 分子リウマチ治療, **11**：75-80, 2018.

20) Haddow LJ, Eastrbook PJ, Mosam A, et al : Defining immune reconstitution inflammatory syndrome : evaluation of expert opinion versus 2 case definitions in South African cohort. *Clin Infect Dis*, **49** : 1424-1432, 2009.

21) Fujita J : Immune reconstitution inflammatory syndrome in the lung in non-human immunodeficiency virus patients. *Respir Investig*, **58** : 36-44, 2020.

22) Pichler WJ : Immune pathomechanism and calssification of drug hypersinsitivity. *Allergy*, **74** : 1457-1471, 2019.

23) Smith KJ : Increased drug reaction in HIV-1-positive patients : a possible explanation based on patterns of immune reguration in HIV-1 disease. The military medical consortium for advancement of retroviral research(MMCARR). *Clin Exp Dermatol*, **22** : 118-123, 1997.

24) Ushigome Y, Kano Y, Ishida T, et al : Short- and long-term outcomes of 34 patients with drug-induced hypersensitivity syndrome in a single institution. *J Am Acad Dermatol*, **68** : 721-728, 2013.

25) Sueki H, Kitami Y, Watanabe H : Severe cutaneous adverse reactions during tapering of high-dose systemic steroid therapy for autoimmune diseases : Implications for non-HIV immune reconstitution inflammatory syndrome. *Case Rep Dermatol*, **11** : 166-174, 2019.

26) Mockenhaupt M, Viboud C, Dunant A, et al : Stevens-Johnson syndrome and toxic epidermal necrolysis : Assesssment of medication risks with emphasis on recently marketed drugs. The EuroSCAR-study. *J Invest Dermatol*, **128** : 35-44, 2008.

27) Mizukawa Y, Hirahara K, Kano Y, et al : Drug-induced hypersesitivity syndrome/drug reaction with eosinophilia and systemic symptoms severity score : A useful tool for assessing disease severity and predicting fatal cytomegalovirus

disease. *J Am Acad Dermatol*, **80** : 670-678, 2019.

28) 相原道子：AMED 免疫アレルギー疾患等実用化研究事業 新規分子標的薬による皮膚障害の調査および重症化予防の研究，事後評価報告書，pp. 8-12, 2019.

29) 渡邊裕子，山口由衣，高　奈緒ほか：ニボルマブ投与後に中毒性表皮壊死症を生じ，経過中様々な免疫関連有害事象を続発した 1 例. *J Environ Dermatol Cutan Allergol*, **11** : 439, 2017.

30) Fujisawa Y, Yoshino K, Otsuka A, et al : Fluctuations in routine blood count might signal severe immune-related adverse events in melanoma patients treated with nivolumab. *J Dermatol Sci*, **88** : 225-231, 2017.

31) Nakamura Y, Tanaka R, Maruyama H, et al : Correlation between blood count and outcome of melanoma patients treated with anti-PD-1 antibodies. *Jpn J Clin Oncol*, **49** : 431-437, 2019.

MB Derma, 305：9-16, 2021.

◆特集／免疫再構築症候群/irAE の学び方・診方

非 HIV 免疫再構築症候群と irAE に共通する免疫機構

松井　聖*

Key words：非 HIV 免疫再構築症候群(non-HIV immune reconstitution inflammatory syndrome；non-HIV IRIS)，免疫関連有害事象(immune-related adverse event；irAE)，PD-1，CTLA-4，PD-1L

Abstract　近年，がんの免疫療法(免疫チェックポイント阻害薬療法)は急速な進歩を遂げ，保険診療で治療が行われ，従来の外科治療に取って変わるぐらいの治療成績が報告され，がんの革新的治療となっている．一方，一部の患者に急速な免疫関連有害事象(immune-related adverse events；irAE)が出現することが知られており，副作用対策のため，リウマチ・膠原病内科，糖尿病・内分泌内科，呼吸器内科，消化器内科，皮膚科などと協労して副作用対策にあたっている．従来の自然発症の自己免疫疾患と異なり，急速に進行すること，基礎疾患にがんが存在していること，患者の免疫能を治療として変化させていることが発症の要因となることが知られている．従来，自己免疫疾患では，免疫抑制療法から減量過程で細菌・ウイルスなどが再活性化した折，急速に原疾患の増悪を認めることがある．これを非 HIV 免疫再構築症候群(immune-reconstitution inflammatory syndrome；IRIS)と呼んでいる．本稿では，がん治療における免疫チェックポイント阻害薬の irAE の発症機序で理解されていることを概説し，非 HIV-IRIS の発症機序の共通機構を概説したい．

免疫チェックポイント阻害薬の作用機序

　T 細胞の活性化には，T 細胞抗原受容体のシグナルと副シグナルの 2 つが必要で，両方のシグナルが入らないと活性化されない．副シグナルには，T 細胞の表面分子で活性化に働く分子からのシグナルが必要である[1](図 1)．一方で，T 細胞の活性化を抑える分子が明らかになっている．これらの分子は免疫チェックポイント分子と呼ばれ，programmed cell death(PD-1)分子や cytotoxic T lymphocyte antigen 4(CTLA-4)分子に対する阻害抗体が臨床応用されている[2)3)](図 2)．

　T 細胞は，免疫チェックポイント分子により T 細胞の活性化にブレーキをかけるが，この分子を阻害することにより，T 細胞の活性化を増強することができる[4]．これをがん免疫に応用し，抗腫瘍効果を増強することで治療効果を発揮している．現在，国内では悪性黒色腫に対するニボルマブ(抗 PD-1 抗体)の臨床応用を皮切りに，ペムブロリズマブと抗 CTLA-4 抗体であるイピリムマブが承認され，悪性黒色腫，非小細胞肺がん，腎細胞がん，頭頸部がん，Hodgkin リンパ腫で使用が可能となっている．また，抗 PD-1L 抗体のアテゾリズマブ，デュルバルマブ，アベルマブが国内で承認され使われており，様々ながん腫において開発が進んでいる[5)~8)](図 2)．

　T 細胞の活性化には，T 細胞抗原受容体の主シグナルと活性化を増強する副シグナルが必要である[1]．また，T 細胞の表面には，副シグナルとし

* Kiyoshi MATSUI, 〒663-8501　西宮市武庫川町 1-1　兵庫医科大学糖尿病内分泌・免疫内科学，教授

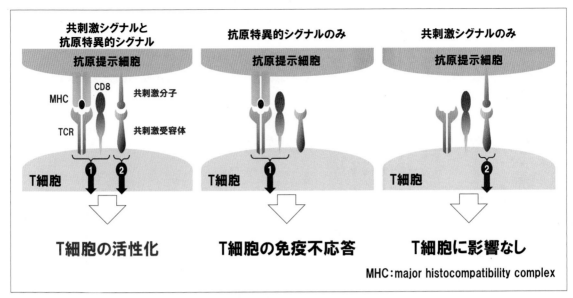

図 1. T 細胞活性化機構

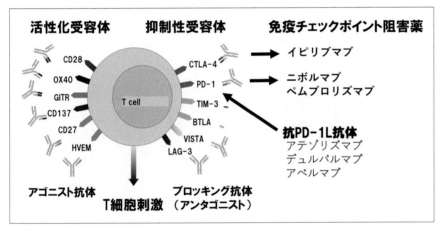

図 2. 免疫チェックポイント分子の T 細胞の活性化調節

て活性化を増強するシグナル分子と活性化を抑制（ブレーキ）するシグナル分子が存在する[2]．これらの分子と結合するリガンド分子が T 細胞以外の細胞の上に存在する．特にがん細胞は，T 細胞の活性化を抑制する分子のリガンド分子を発現し，T 細胞の細胞傷害活性から巧妙に逃れる機構を持っている[4)8]．この免疫チェックポイント分子に対する抗体を投与することにより，T 細胞の細胞傷害活性を増強することで抗腫瘍効果の増強をはかる．これががん治療の新しい方法であり，従来のがん治療とは全く異なる方法である．特に，副シグナル（活性化シグナル）となる分子は，CD28/B7-1，2 が代表的な分子である．また抑制

シグナルとしては，PD-1/PD-1L や CTLA-4/B7-1，2 が代表的な分子であり，これらの分子（PD-1，PD-1L，CTLA-4）に対する抗体が免疫チェックポイント阻害薬としてがん治療に用いられている[5)~9]（図 2）．

免疫関連有害事象（irAE）の病態

実際の代表的な irAE では，皮膚障害，胃腸障害，肝障害，肺臓炎，神経障害，筋炎・重症無力症，内分泌障害（甲状腺機能低下，副腎不全，下垂体炎），関節炎などがある．また頻度は低いものの，致死的な副作用は，大腸炎，消化管穿孔，間質性肺炎，アナフィラキシーショック，劇症型 1

表 1. irAE と非 HIV-IRIS の臓器病変

臓 器	症状・病態	irAE	非 HIV-IRIS
全 身	疲労，発熱	インフュージョンリアクション，サイトカイン放出症候群	サルコイドーシス
皮 膚	皮疹，白斑	スティーブンス・ジョンソン症候群，TEN，乾癬	乾癬様や苔癬様皮疹薬疹
代謝・内分泌	甲状腺機能障害	下垂体炎，1 型糖尿病，副腎不全	1 型糖尿病，甲状腺炎
循環器	―	心筋炎	
呼吸器	―	間質性肺障害	間質性肺炎
肝胆膵	肝障害，肝炎，リパーゼ上昇，アミラーゼ上昇	膵炎	劇症肝炎
消化器	下痢，悪心，腸炎	重症大腸炎，腸管穿孔	腸炎
腎・泌尿器	腎障害	腎炎，急性腎不全	
神経系	―	脳炎，ギラン・バレー症候群，重症筋無力症	
筋骨格系	筋肉痛，関節痛	関節炎，多発筋炎	

型糖尿病，重度の皮膚障害，血小板減少症，脳炎・脳症，ギラン・バレー症候群，心筋炎・心不全，急性副腎不全，腎炎・急性腎不全などが挙げられる（表 1）．

傷害される臓器・器官によって irAE の発症時期にはある程度の傾向があり，治療開始後比較的早期（約 6 週）に出現するのは皮膚障害や胃腸障害であり，やや遅れて（約 8 週）肝障害や下垂体炎が発症する．一方，少数例ではあるが治療終了後にこのような副作用が出現することがあり，発症の時期を正確に予測することは困難である．免疫チェックポイント阻害薬の効果が薬剤中止後も持続することが知られており，副作用も同様に中止後に出現するのかもしれない．

現在，用いられている免疫チェックポイント阻害薬では，投与中止で副作用の治療を行うのは grade 3, 4 である．一般的に抗 CTLA-4 抗体療法の副作用が多く約 90％にみられ，grade 3 以上の重篤なものが 1/4 程度の症例で出現する[8)~11)]．次いで，抗 PD-1 抗体療法では約 80％で grade 3 以上が 16％，抗 PD-1L 抗体療法となっている[8)~11)]．米国では，抗 CTLA-4 抗体と抗 PD-1 抗体の併用療法が行われており，最も副作用が多く約 91～95％で，grade 3 以上が約 55％に発現する[8)~11)]．irAE の治療は，各臓器や病態の重症度の評価別

に行われる．重症度は grade 1～4 で評価するのが一般的である[12)]．臨床試験において有害事象共通用語基準が用いられていたが，実地臨床においてもこの基準を用いている[12)]．

重症度別に初期対応を行う．ほとんどの病態でステロイドの全身投与が開始されるが，開始基準や投与量が異なっている．また，初期対応後に経過観察加療を続けて，irAE が増悪するか回復するかによって治療に修正を加えていく．原則的に grade 2 以上となった場合には治療を中断（延期）し，全身ステロイド投与（メチルプレドニゾロン 0.5～1.0 mg/kg/日）を開始することが検討される[8)]．改善がみられた場合でも，ステロイドの減量を 1～2 週間ごとにゆっくりと減量していき，最低でも 1 か月以上かけて終了する．ステロイドで改善がみられない場合，免疫抑制剤を併用することがある[8)]．また，間質性肺疾患や大腸炎の grade 4 の治療に反応しない場合は，インフリキシマブ（TNF 阻害薬）を用いることがある[12)]．例外的に，1 型糖尿病や腸穿孔などはステロイドを用いるべきでない irAE があることに注意をしておくべきである[8)]．特に，劇症型 1 型糖尿病については，ときに短期間で糖尿病性ケトアシドーシスを生じることもあるため，原則ステロイドは使用せず，血糖コントロールに努める[8)]．

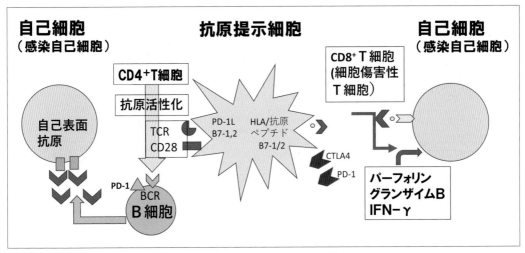

図 3. 想定される irAE の発症機序

irAE の発症機序

免疫チェックポイント阻害薬により抑制シグナル（ブレーキ）を解除された免疫機能は抗腫瘍効果を示すが，一方で，ときに自己免疫反応を引き起こし，様々な臓器を障害する．このような副作用を免疫関連有害事象（immune related adverse events；irAE）と呼んでいる[8)~13)]．irAE は，従来の抗がん薬や分子標的薬の副作用にはない特徴があり，治療も従来の薬剤の副作用とは異なる対応が必要である．

免疫チェックポイント阻害薬の投与により有害事象が発生し，自己免疫疾患様の副作用を生じることが報告されている．免疫チェックポイント分子は，活性化したリンパ球に発現して抑制する役目を果たすことが明らかになっている．リンパ球のなかでも特に活性化 CD8[+]T 細胞（細胞傷害性 T 細胞）や CD4[+]T 細胞などに発現している．一方，我々の体の細胞のすべてに自己を標識する MHC（HLA）分子が発現しており，この分子によって自己と非自己（他者）を区別できるようになっており，非自己（他者）を排除することができる．

自己と非自己の認識機構については，自己を攻撃する T 細胞受容体を持った T 細胞は，胸腺で排除される．また，残った場合でも免疫寛容の状態になるため，自己の細胞・組織を攻撃しないようになっている．

胸腺で完全に自己反応性 T 細胞が除かれて体内に残っていない場合には問題はないが，寛容状態で自己反応性 T 細胞が残っていれば，これらの一部の T 細胞が免疫チェックポイント阻害薬でその抑制が外れてしまうと，誤って自分自身（自己）の細胞・組織を攻撃することがある．これが，irAE の主な機序と考えられている（図 3）．

また，免疫チェックポイント分子を発現した T 細胞は CD8[+]T 細胞や CD4[+]T 細胞であり，免疫チェックポイント阻害薬が投与されると CD8[+]T 細胞は直接，自己細胞・組織を傷害し，CD4[+]T 細胞から B 細胞を介して自己抗体産生による自己細胞・組織の障害により副作用が起こることが考えられている（図 3）．

さらに，自己免疫疾患や癌の発症を抑えるため，抑制性 T 細胞（Treg）と数や機能が優位な場合，これらが抑制されることがよく知られている．この細胞は CD4[+]の表面マーカーを持つ細胞群に含まれる．特に免疫チェックポイント阻害薬は，Treg 細胞の表面にある PD-1 分子に抗 PD-1 抗体と結合することにより Treg 細胞は枯渇する．また，Treg 細胞の CTLA-4 分子に抗 CTLA-4 抗体が結合することにより，誘導性抑制性 T 細胞（iTreg）の誘導抑制と Treg 細胞のマーカー分子である Foxp3 の発現が抑制されることが知られている．つまり，免疫チェックポイント阻害薬は Treg 細胞を抑制することで irAE を増強するこ

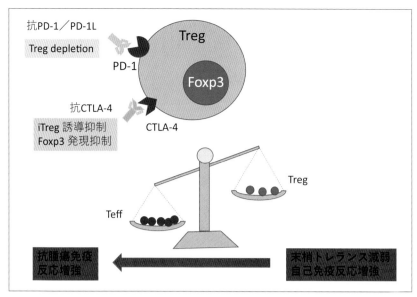

図 4. Treg のバランスと irAE

とが明らかになっている[8)13)]（図 4）.

　それ以外に，ナチュラル・キラー（natural killer）細胞にも免疫チェックポイント分子が発現しており，免疫チェックポイント阻害薬によって活性化された細胞による有害事象が存在する可能性も想定されている.

　自己細胞・組織であれば，irAE は自己のどこの細胞・組織に起こってもおかしくない.

非 HIV 免疫再構築症候群（IRIS）の発症機序

　非 HIV-IRIS の基礎疾患として薬剤性過敏症症候群（drug induced hypersensitivity syndrome；DiHS）や妊娠，膠原病・自己免疫疾患・悪性腫瘍の治療（免疫抑制療法）中に遭遇する病態である. 非 HIV-IRIS を二次的に引き起こす疾患としては，ヘルペスウイルス〔単純ヘルペス，帯状疱疹ウイルス，human herpes virus-6（HHV-6），Epstein-Barr virus（EB ウイルス），サイトメガロウイルス（CMV）〕や B 型肝炎ウイルスの再活性化による病態がある. また，呼吸器疾患ではニューモシスチス肺炎に代表されるように，肺結核症や非結核性抗酸菌症などの感染症では IRIS が起こることが知られている[14)].

　非 HIV-IRIS の発症機序は，異なった抗原により自然免疫と適応免疫が起こり，その結果，サイトカインやケモカインが誘導される.

　非 HIV-IRIS は，ウイルスや細菌の菌体成分や薬剤を抗原として自然免疫や適応免疫を介して，サイトカインやケモカインが誘導されて起こる病態である. HIV-IRIS では $CD4^+T$ 細胞の数が増加する時期に IRIS を起こすことがわかっている. また，非 HIV-IRIS の発症時期において，$CD4^+T$ 細胞の数が増加することが確認されている. また，DiHS において疾患の重症度が $CD4^+T$ 細胞の数と関連するとした報告がある. さらに，DiHS において急性期には $CD4^+T$ 細胞の Treg が著明に増加することが示されているが，Treg 細胞の機能が働いていない可能性があることが示されている[15)].

　IRIS を引き起こす二次的に働くウイルスや細菌による抗原の種類によって反応する自然免疫や適応免疫が異なるため，産生されるサイトカインやケモカインが異なっている.

　例えば，結核症による HIV-IRIS では IFN-γ，IL-6，TNF-α，IP-10 が報告されている[16)].

　また，結核症による HIV-IRIS では IL-10 と IL-22 が非 HIV-IRIS と比べて高いとの報告がある[17)]. また，HIV-IRIS はクリプトコッカス症において，髄液中の IFN-γ，TNF-α，G-CSF，VEGF，エオタキシンなどが上昇するがクリプトコッカス症の再燃はない[18)].

非HIV-IRISの確定したバイオマーカーは明らかではないが，報告されているバイオマーカーから考えると CRP，IL-6，IL-8，IL-10，IFN-γ が有力な候補となっている．

非HIV-IRISの臨床病態としては，上記の機序により1型糖尿病，甲状腺炎，肝炎，間質性肺炎，サルコイドーシス，乾癬様や苔癬様皮疹や薬疹がみられる（表1）．

irAEと非HIV-IRISの共通機構

免疫チェックポイント分子は免疫反応の恒常性維持に関与しており，CD4$^+$T細胞にも免疫チェックポイント分子が発現されているので，CD8$^+$T細胞を抑制するために免疫チェックポイント阻害薬を使用すると，自己抗原に反応するT細胞受容体を持つCD8$^+$T細胞による有害事象が主に起こるが，CD4$^+$T細胞も活性化されるためB細胞および形質細胞を介した自己抗体産生を機序とする有害事象も存在する．また，炎症性サイトカインによるT細胞の活性化やCTLA-4発現組織（下垂体前葉細胞）に対するCTLA-4抗体薬による直接の傷害が起こることが示されている．

1．Treg細胞のバランス

免疫チェックポイント阻害薬は，Treg細胞上にもPD-1とCTLA-4分子を発現しており，作用することにより，Treg細胞の数や機能が障害される．その結果，エフェクターT細胞（Teff）側に傾くことにより，抗腫瘍効果を高めるが，同時に末梢性トレランスが消失し，自己免疫様副作用が出現するようになる．

一方，非HIV-IRISにおいてもTreg細胞の数が急性期に増加，疾患によって低下をすることが示されているが，増加する場合も機能の低下がみられることによって，免疫再構築を起こすことが報告されている．

このように，irAEと非HIV-IRISにおいては，Treg細胞のバランスが有意に低下しており，Teff側に傾いた病態であることが共通機構と考えられる（図4）．

2．自己細胞または感染自己細胞の攻撃

irAEにおいて，胸腺の選択で完全に除去されず，末梢性トレランスの恒常性が免疫チェックポイント阻害薬により破綻したことで，自己反応性T細胞が作用するためirAEを誘発することが明らかになっている．また，非HIV-IRISにおいて，ウイルスの再活性化や細菌の感染自己細胞からの抗原が刺激されて感染性自己細胞の処理のために炎症が惹起されるため，免疫再構築が誘導される．irAEの発症機序と非HIV-IRISの誘導機序に類似した機構が認められた．

3．CD4$^+$T細胞とB細胞相互作用からの自己抗体産生

irAEにおいて，免疫チェックポイント阻害薬がCD4$^+$T細胞を活性化してB細胞からの自己抗体産生が誘導される結果，1型糖尿病や甲状腺炎などが出現することが知られている．一方，非HIV-IRISでも，ウイルスや細菌などの感染自己細胞からの抗原で刺激されたCD4$^+$T細胞を活性化してB細胞からの自己抗体産生が誘導される結果，1型糖尿病や甲状腺炎などが出現することが想定されている．

4．サイトカイン・ケモカインの誘導

irAEでは免疫チェックポイント阻害薬を投与する初期において発熱・低血圧や様々な神経症状を引き起こし，ときにcytokine stormといわれる重篤な多臓器不全を起こすことがある．これをサイトカイン放出症候群と呼んでいる．

irAEではサイトカイン放出症候群までいかなくても，激烈な副作用が出現するためサイトカインはよく解析されている．表2に示すように，G-CSF，GM-CSF，Fractalkine，FGF-2，IFN-α2，IL-12p70，IL-1，IL-2，IL-13，MIG，IP-10，I-TAC，IL-6，IL-17，CXCL5などが上昇することが報告されている[19)~22)]．また，低下するサイトカインとしてはIL-10が報告されている．

特に，非HIV-IRISにおいては報告が少ないので，HIV-IRISも含めたものを表2に示した．前述したようにウイルスや細菌の種類により誘導さ

表 2. irAE と IRIS におけるサイトカイン・ケモカインの増加と減少

	irAE	IRIS
増 加	MIG, IP-10, I-TAC, IL-6, IL-17, CXCL5, G-CSF, GM-CSF, FGF-2, IFN-α2, IL-12p70, IL-1, IL-2, IL-13, Fractalkine	IL-6, IL-8, IL-10, IL-17, IL-22 ?, IFN-γ, IP-10, MIG ?, I-TAC ?, TNF-α, IL-2, IL-15, IFN-α2
減 少	IL-10	IL-4 ?, IL-5 ?, IL-13 ?, IL-21 ?, IL-23 ?

注：IRIS においては HIV-IRIS も含む．下線?は報告により異なるものを挙げている．

れるサイトカインやケモカインが異なっている．ときに，急激に病態が悪化するときには，cytokine storm を起こすマクロファージ活性化症候群として知られている．

表 2 に示したように IRIS では，IL-2，6，8，10，15，17，IFN-α2 や IFN-γ，IP-10，MIG，TNF-α が上昇することが示されており，減少するものには IL-4，5，13，21，23 などが報告されている．また，HIV や非 HIV の状況やウイルスや細菌の種類，基礎疾患とその免疫抑制療法から減量の程度によって多彩な報告がなされている．

これらのサイトカインやケモカインがバイオマーカーとして使えるようになれば，初期から治療に導入することが可能となる．これらの検証を進めていく必要がある．

おわりに

癌のある患者の抗腫瘍免疫能を，人為的に免疫チェックポイント阻害薬で癌細胞に対する細胞傷害活性を上げ，治療を行うが，上述したように irAE を起こすことがある．人為的に免疫能を変えることで出現する副作用と，従来からみられた非 HIV-IRIS の発症機構を解析することで，共通点が多いため大変参考となる．また，これらの発症機序を比較することによって，全体の発症機構が明らかになってくると考えられる．これらの機構を解析することが両疾患の早期発見につながり，治療への応用が明らかになることを期待してこの稿を終えたい．

文 献

1) Matsui K, Boniface JJ, Reay PA, et al：Low affinity interaction of peptide-MHC complexes with T cell receptors. *Science*, **254**(5039)：1788-1791, 1991.
2) Krummel MF, Allison JP：CD28 and CTLA-4 have opposing effects on the response of T cells to stimulation. *J Exp Med*, **82**(2)：459-465, 1995.
3) Ishida Y, Agata Y, Shibahara K, et al：Induced expression of PD-1, a novel member of the immunoglobulin gene superfamily, upon programmed cell death. *EMBO J*, **1**(11)：3887-3895, 1992.
4) Rosenberg SA, Yang JC, Restifo NP：Cancer immunotherapy：moving beyond current vaccines. *Nat Med*, **10**(9)：909-915, 2004.
5) Motzer RJ, Escudier B, McDermott DF, et al：Nivolumab versus Everolimus in Advanced Renal-Cell Carcinoma. *N Engl J Med*, **373**(19)：1803-1813, 2015.
6) Lipson EJ, Drake CG：Ipilimumab：an anti-CTLA-4 antibody for metastatic melanoma. *Clin Cancer Res*, **17**(22)：6958-6962, 2011.
7) Herbst RS, Soria JC, Kowanetz M, et al：Predictive correlates of response to the anti-PD-L1 antibody MPDL3280A in cancer patients. *Nature*, **515**：563-567, 2014.
8) 日本臨床腫瘍学会(編)：がん免疫療法ガイドライン，金原出版，2019.
9) Michot JM, Bigenwald C, Champiat S, et al：Immune-related adverse events with immune checkpoint blockade：a comprehensive review. *Eur J Cancer*, **54**：139-148, 2016.
10) Larkin J, Chiarion-Silenni V, Gonzalez R, et al：Combined Nivolumab and Ipilimumab or Monotherapy in Untreated Melanoma. *N Engl J Med*, **373**(13)：1270-1271, 2015.
11) Postow MA, Chesney J, Pavilick AC, et al：Nivolumab and ipilimumab versus ipilimumab in untreated melanoma. *N Engl J Med*, **372**(21)：2006-2017, 2015.
12) JCOG：有害事象共通用語基準　v4.0 日本語訳，JCOG 版(www.jcog.jp/doctor/tool/CTCAEv4J_2016310.pdf).

13) Alissafi T, Hatzioannou A, Legaki AI, et al : Balancing cancer immunotherapy and immune-related adverse events : The emerging role of regulatory T cells. *J Autoimmunity*, **104** : 102310, 2019.

14) Sueki H, Mizukawa Y, Aoyama Y : Immune reconstitution inflammatory syndrome in non-HIV immunosuppressed patients. *J Dermatol*, **45** : 3-9, 2018.

15) Shiohara T, Iijima M, Ikezawa Z, et al : The diagnosis of a DRESS syndrome has been sufficiently established on the basis of typical clinical features and viral reactivations. *Br J Dermatol*, **156** : 1083-1084, 2007.

16) Sereti I, Rodger AJ, French MA : Biomarkers in immune reconstitution inflammatory syndrome : signals from pathogenesis. *Curr Opin HIV AIDS*, **5** : 504-510, 2010.

17) Tadokera R, Wilkinson KA, Meintjes GA : Role of the interleukin 10 family of cytokines in patients with immune reconstitution inflammatory syndrome associated with HIV infection and tuberculosis. *J Infect Dis*, **207** : 1148-1156, 2013.

18) Boulware DR, Bonham SC, Meya DB, et al : Paucity of initial cerebrospinal fluid inflammation in cryptococcal meningitis is associated with subsequent immune reconstitution inflammatory syndrome. *J Infect Dis*, **202** : 962-970, 2010.

19) Khan S, Khan SA, Luo X, et al : Immune dysregulation in cancer patients developing immune-related adverse events. *Br J Cancer*, **120** : 63-68, 2019.

20) Yamazaki N, Kiyohara Y, Uhara H, et al : Cytokine biomarkers to predict antitumor responses to nivolumab suggested in a phase 2 study for advanced melanoma. *Cancer Sci*, **108**(5) : 1022-1031, 2017.

21) Lim SY, Lee JH, Gide TN, et al : Circulating Cytokines Predict Immune-Related Toxicity in Melanoma Patients Receiving Anti-PD-1-Based Immunotherapy. *Clin Cancer Res*, **25**(5) : 1557-1563, 2019.

22) Silveira-Mattos PS, Narendran G, Akrami K, et al : Differential expression of CXCR3 and CCR6 on CD4$^+$T-lymphocytes with distinct memory phenotypes characterizes tuberculosis-associated immune reconstitution inflammatory syndrome. *Sci Rep*, **9**(1) : 1502, 2019.

MB Derma, 305：17-23, 2021.

◆特集／免疫再構築症候群/irAE の学び方・診方

非 HIV 免疫再構築症候群としての 薬剤性過敏症症候群

水川良子*　塩原哲夫**

Key words：薬剤性過敏症症候群(drug-induced hypersensitivity syndrome/drug reaction with eosinophilia and systemic symptoms；DiHS/DRESS)，非 HIV 免疫再構築症候群(non-HIV IRIS)，ウイルス再活性化(viral reactivation)，サイトメガロウイルス(cytomegalovirus；CMV)，自己免疫疾患(autoimmune disease)

Abstract　近年，他稿で既に述べられているように非 HIV 感染者にみられる免疫再構築症候群(immune reconstitution inflammatory syndrome；IRIS)を non-HIV IRIS として一括してとらえる概念が提唱され，広く用いられるようになってきている．この概念は，HIV 患者の治療中にみられる IRIS と同様の病態が，HIV とは無関係の免疫不全状態の回復時にみられる現象で，一見，複雑にみえる多くの疾患や病態に当てはめることができる．本稿では，この non-HIV IRIS を重症薬疹である薬剤性過敏症症候群(drug-induced hypersensitivity syndrome/drug reaction with eosinophilia and systemic symptoms；DiHS/DRESS)を用いて概説する．DiHS の経過中にみられるウイルス再活性化や症状の再燃および治癒後の自己免疫疾患発症などの複雑な病態は non-HIV IRIS そのものであり，non-HIV IRIS を理解することが，DiHS の理解にも役立つと考えている．

はじめに

薬剤性過敏症症候群(drug-induced hypersensitivity syndrome/drug reaction with eosinophilia and systemic symptoms；DiHS/DRESS)は，皮疹，発熱，リンパ節腫脹，肝障害に加え経過中に様々な臓器に病変を生ずる重症薬疹の 1 つである[1)~3)]．これらの臨床症状および検査値異常が，原因薬剤中止後も二峰性，三峰性に繰り返されることが特徴で，ヒトヘルペスウイルス 6 型(human herpes virus 6；HHV-6)や他のヘルペスウイルスの再活性化を連続的に認めることがその原因とされる[1)~5)]．また，その長期予後においても自己免疫疾患などの合併の発症につながる可能

性が指摘されている[6)7)]．このような点が Stevens-Johnson 症候群(Stevens-Johnson syndrome；SJS)や中毒性表皮壊死症(toxic epidermal necrolysis；TEN)などの他の重症薬疹とは大きく異なる．

DiHS でみられる様々なウイルスの再活性化やニューモシスチス肺炎などの合併は，HIV 患者で提唱された免疫再構築症候群(immune reconstitution inflammatory syndrome；IRIS)の概念との類似性に注目することで，理解しやすくなる[8)~10)]．今回は，non-HIV IRIS の概念からみた DiHS/DRESS の症状および検査，治療につき概説し，non-HIV IRIS の概念の理解の一助になればと考えている．

DiHS でみられる様々な合併症と ウイルス再活性化

DiHS/DRESS は，従来の薬疹とは異なる様々な

*　Yoshiko MIZUKAWA，〒181-8611 三鷹市新川 6-20-2　杏林大学医学部皮膚科学教室，臨床教授
**　Tetsuo SHIOHARA，同，名誉教授

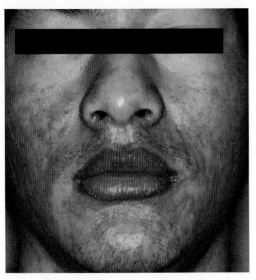

図 1. 30 歳代, 男性. DiHS 臨床像
眼囲を避ける紅斑.

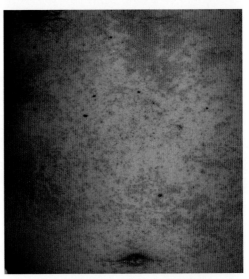

図 2. 60 歳代, 男性. DiHS 臨床像
躯幹四肢に米粒大前後の紅斑が多発.

特徴を有する重症薬疹の 1 つである[1)~5)]. SJS/TEN と同様に, 発熱, リンパ節腫脹, 肝障害, 全身の皮疹を認めるだけでなく, 経過中に HHV-6 をはじめとする様々なヘルペスウイルス属の再活性化を認める[1)~5)]. 通常の薬疹では被疑薬中止後, 皮疹や発熱, 肝障害などは軽快するが, DiHS/DRESS では被疑薬中止後にしばしば症状の増悪を認めることも特徴である. すなわち, 初診時に淡い紅斑の程度だった皮疹が被疑薬中止 3~4 日後に増悪し, 開眼不能なほどの顔面腫脹や紫斑を伴う紅斑の増悪, 肝障害の悪化などを認める(図 1, 2). これらの臨床症状および白血球増多, 好酸球増加, 肝機能障害などの検査異常が被疑薬中止にもかかわらず二峰性, 三峰性に繰り返される. さらに図 3 に示すように, 様々な合併症を生じることも SJS/TEN とは異なる特徴である. 発症から半年以内には帯状疱疹, ニューモシスチス肺炎, 真菌症などの感染症を発症しやすく, 発症数か月から 3~10 年の長い経過で甲状腺疾患, 全身性エリテマトーデス(systemic lupus erythematosus; SLE), 自己免疫性肝炎など自己免疫疾患を発症していることが判明している[6)7)]. 多くの合併症は, 皮疹や肝障害などの DiHS 症状のピークを超えたステロイド減量中に生じ, 特に DiHS 発症から半年以内のステロイド減量などの治療経過中

に感染症の合併が多いことから, これらの合併症は致死的になりやすく生命予後にも関わる可能性があることが示唆される(図 3).

このような臨床的特徴を有する DiHS/DRESS であるが, その病態には薬剤アレルギーのみでなくウイルスの再活性化との相互作用が重要であることが知られている. DiHS/DRESS の特徴ともいえる HHV-6 の再活性化は, 発症 2~3 週間後に HHV-6 IgG 抗体価の有意な上昇を認めるか, 全血中の HHV-6 DNA を検出することにより確認する[2)~5)]. さらに HHV-6 の再活性化のみでなく, その経過中に様々なウイルス(Epstein-Barr virus; EBV, cytomegalovirus; CMV, varicella-zoster virus; VZV)が連続的に再活性化を認める(図 4)[4)5)]. これらのウイルスの再活性化は様々な臓器で起こり, それに応じて多彩な臨床症状が時期を違えて出現してくる. 当初, ステロイド内服がウイルス再活性化に関与している可能性も指摘されていたが, ステロイド未使用例でも同様に HHV-6 再活性化を認めることから, 単純にステロイドの影響による再活性化とは言いきれない. このような DiHS の経過と類似の経過をとる疾患として, 骨髄移植後移植片対宿主病(graft-versus-host disease; GVHD)が挙げられる. DiHS と GVHD 両者のウイルス再活性化は, ほぼ同じ時期

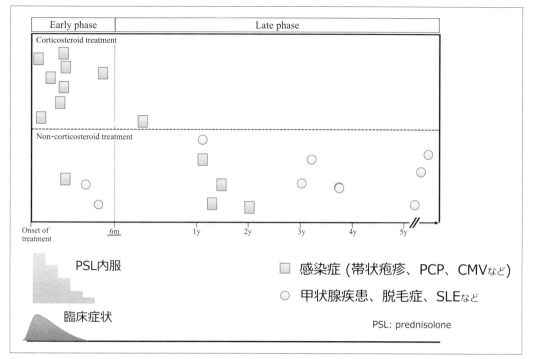

図 3. DiHS 経過中にみられる様々な合併症（教室経験例から，文献 6 より引用改変）
2013 年の牛込らの教室症例の報告に最近の経験症例を追加した．四角は感染症を，丸は甲状腺疾患などの自己免疫疾患を示す．

に同じように生じていることが知られ，DiHS でみられる皮疹の再燃や肝障害などの臓器障害の再燃は，ウイルスの再活性化をみていると考えられている[8]．ウイルスの再活性化のうち，治療・予後の面から重要と考えられるのは CMV であり，消化管出血や心筋炎などの致死的な疾患との関与が報告されている[9][10]．そこで，約 10 年間に当教室で経験した 55 例の DiHS/DRESS 経過中にみられた合併症を検討したところ，肺炎，腹膜炎，消化管出血，胆嚢炎，尿路感染症，腎障害の増悪などが挙げられた．なかでも肺炎，腹膜炎，消化管出血は致死的であり，これらの合併症は CMV と無関係と思われた症例においても，CMV の再活性化に引き続き発症していたことから CMV による合併症と考えられた[11]．さらに，消化管出血を生じた教室経験例では発熱や皮疹，肝障害などの DiHS/DRESS 症状が落ち着いたプレドニゾロン（PSL）減量中や免疫グロブリン補充療法（IVIG）中止後に，主に背部に小潰瘍が多発し，数日後には皮疹，肝障害が再燃，消化器症状も出現した（図5）．

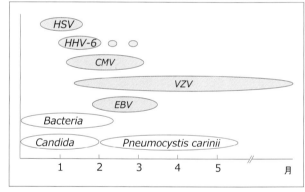

図 4. DiHS 経過中に生じる連続性のウイルスの再活性化
（文献 8 より引用，一部改変）

背部小潰瘍部の病理組織検査で病変部に CMV 抗原を確認し，CMV による消化管出血と診断し得た．その後，致死的な経過を辿ったことから，これらの症例では速やかにガンシクロビル投与を行うことが生命予後において極めて重要であることを痛感した．つまり，このような CMV 再活性化を予測し合併症を防ぐことこそが，DiHS/DRESS の予後を決める重要な因子と考えている．

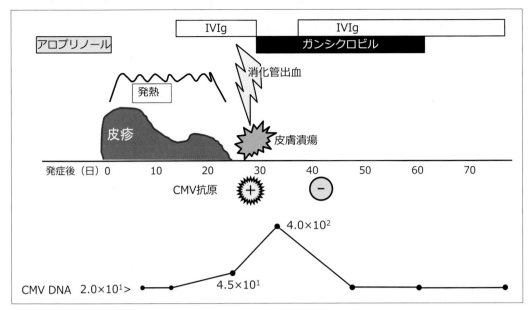

図 5. 80 歳代，男性．消化管出血を生じた DiHS 経験例
（何川宇啓ほか：臨皮，62：278-281，2008 より引用，一部追記改変）

表 1. DiHS における CMV 感染

1. 高齢の男性に生じやすい．
2. ステロイドの減量後に生じやすい．
   ステロイド投与していない症例にも生じる．
3. 発症 4〜8 週後に生じやすい．
4. 血小板の減少，NLR 増加は CMV 再活性化を検出する
   目安の可能性がある．
5. 消化管出血は致死的になり得る．

DiHS における CMV 再活性化の特徴
および検査のタイミング（表 1）

　では，どのような DiHS 症例で CMV 再活性化
を疑い，CMV 再活性化の有無を精査すればよい
のだろうか．教室経験例の検討では，CMV 再活
性化群では有意に DiHS/DRESS 発症年齢が高く，
75 歳以上の高齢者は CMV 再活性化のリスクが高
いと考えられた[11]．治療としてステロイド全身投
与が行われている症例に CMV 再活性化が多い傾
向がみられたが，ステロイド未使用例にも CMV
再活性化は生じていた．CMV 再活性化の発現は
初診から平均 28.1 ± 3.0 日（25〜45 日），重症合併
症は平均 33.2 ± 6.2 日で，初診から約 1 か月前後
の DiHS/DRESS 症状が軽快し，ステロイドの減
量および IVIG 中止後（1〜15 日）に CMV 再活性化
が生じていた[11]．CMV 再活性化群は，急性期（初

診時）の CRP（平均 8.5 ± 2.1）が高く，急性期 CRP
高値症例では CMV 再活性化の高リスク群として
経過に注意を払う必要があると考えられた[11]．

　CMV 再活性化の確認は，全血中 CMV DNA，
抗原血症および組織での CMV 抗原の確認によ
る．CMV IgG 抗体価は CMV 再活性化の目安には
ならない．前述したように，CMV 再活性化は
DiHS 急性期の症状が落ち着いた PSL 減量中に生
じることが多く，CMV 再活性化のタイミングを
正確にとらえることは難しい．CMV 再活性化を
とらえるための指標として血球の変動は重要と考
えられるが，末梢白血球数の推移は PSL 投与など
の治療の影響を受け，判断に迷うことも多い．近
年，末梢血好中球/リンパ球比（neutrophil-to-
lymphocyte ratio；NLR）が様々な癌患者の予後や
治療効果の予測マーカーは勿論のこと，COVID を
含む様々なウイルス感染症においても重症度や予
後を判定するマーカーとして注目されてい
る[12]〜[14]．そこで，CMV 再活性化を認めた DiHS
症例の白血球，血小板および NLR の推移をみて
みると，血小板数と NLR の推移が特徴的であっ
た．図 6 に示すように，血小板は急性期から徐々
に低下し始め 20 万以下になる一方で，NLR は徐々
に増加し，このタイミングで CMV 再活性化を確

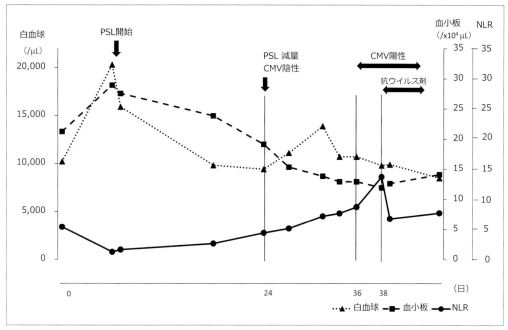

図 6. 80 歳代，男性．CMV 再活性化を認めた DiHS 経験例．末梢血の推移

認し得た．また，抗ウイルス剤開始により血小板
数の回復および NLR の低下傾向がみられ，血小
板数と NLR の推移は CMV 再活性化に連動してい
るようである．他の教室経験例においても同様の
傾向が確認されており，ステロイド減量中の
DiHS 症例の血小板および NLR の推移を注視する
ことで，CMV 再活性化を的確にとらえられる可
能性があると考えている．

　DiHS でみられる上背部に好発する小潰瘍も，
CMV 再活性化を確認する大事なポイントである
（図 7）[15]．移植患者や HIV 患者で報告されている
よりも小型で半米粒ほどの小潰瘍が散在すること
が多く，自覚症状はなく症状が軽微であるために
見逃されている可能性もある．堀江らは，背部で
も手の届く下背部に掻破痕に伴う小潰瘍を認めた
症例では，CMV 感染の証拠は得られなかったと
している[15]．DiHS では，ステロイド減量中の症状
の安定している時期でも丁寧に皮疹の状態を確認
することが，CMV 再活性化を見逃さないために
重要であり，積極的な検査が推奨される．

Non-HIV IRIS としての DiHS/DRESS

　前述のように DiHS/DRESS の経過中にみられ
るヘルペスウイルスの再活性化と同様の現象は，

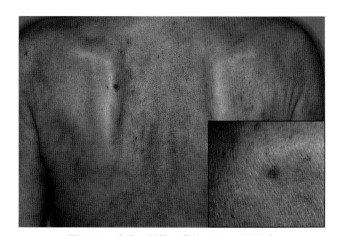

図 7. 80 歳代，男性．背部の CMV 性潰瘍

以前から GVHD でみられることが知られている[8]．
GVHD でみられる様々な臓器症状は，免疫担当細
胞の回復に伴う IRIS としてとらえることができ
る．IRIS は本来，HIV 感染患者が抗ウイルス療法
（HAART 療法）施行後，$CD4^+T$ 細胞の回復に伴
う免疫能の活性化により，今まで認識されてこな
かった常在する病原体が認識されて日和見感染が
顕性化する病態を示している[16]．最近では，HIV
感染のない免疫低下状態からの同様の病態を
non-HIV IRIS として広くとらえる概念が提唱さ
れてきている[17)18)]．経過中に GVHD と同様にウイ
ルスの連続性の再活性化を認め，皮疹の再燃や臓

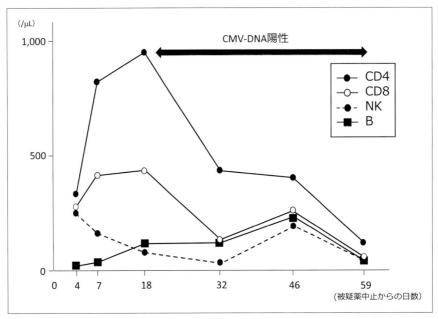

図 8. 70 歳代，男性．CMV 再活性化を認めた DiHS 経験例．原因薬剤中止後の
T 細胞，B 細胞の推移（文献 9 より引用，一部改変）

器障害を繰り返す DiHS/DRESS の病態は，non-HIV IRIS としてとらえると理解しやすい．

　では，薬剤アレルギーである DiHS/DRESS に免疫の低下があるのか，またどのような点が IRIS に一致するのであろうか．一般に薬疹では被疑薬中止が治療法の１つでもあるが，DiHS/DRESS では被疑薬を中止しても症状は改善せず逆に増悪する（図 5）．また，DiHS/DRESS 発症時は免疫グロブリン値の低下[19]や制御性 T 細胞の増大など，一種の免疫不全状態であることが知られており[20,21]，被疑薬の中止とともにその免疫不全が回復する過程で様々な感染症を発症するからである．さらにステロイドは病状の改善をもたらす一方で，ステロイド減量後に再燃や感染症を繰り返す点も通常の薬疹とは異なっており，このような経過は IRIS を考えさせる．CMV による消化管出血を生じた症例の末梢血データをみてみると，CMV 再活性の直前から CD4[+]および CD8[+] T 細胞，B 細胞が増加し，免疫状態の回復と同時に CMV が再活性化していた（図 8）[9]．これらの臨床経過や検査データの推移から，DiHS/DRESS は non-HIV IRIS の代表的疾患であると考えられる．その治療は IRIS として病態をとらえて治療を行

う必要があると考えられる．すなわち，急激な免疫応答の回復は IRIS を起こし，CMV をはじめとする致死的な感染症を引き起こす可能性がある．そう考えると，パルス療法や免疫グロブリン投与などの治療法は，結果として DiHS の病態を悪化させ得ることになる．またステロイドの減量に関しても，CMV 再活性化などをモニタリングしながら，慎重に行うべきと考えられる．

おわりに

　DiHS/DRESS を non-HIV IRIS としてとらえると，DiHS/DRESS でみられる繰り返す症状の消長やウイルス再活性化を説明することができる．このような現象は，実際には多くの疾患で普遍的に認められている現象である可能性が高い．従来，薬疹の病態は薬剤のみで成立していると考えられてきたが，non-HIV IRIS の概念を応用することで，薬疹のみでは説明できない様々な病態が説明可能になり，non-HIV IRIS は様々な疾病の理解や治療方針に役立つ概念である．CMV の再活性化を早期発見し早期治療を行うことで，重篤な合併症を予防することができる可能性があり，CMV 再活性化を見逃さないことが重要である．

文　献

1) Shiohara T, et al：The diagnosis of a DRESS syndrome has been sufficiently established on the basis of typical clinical features and viral reactivations. *Br J Dermatol*, **156**：1083-1084, 2007.

2) Suzuki Y, et al：Human herpesvirus 6 infection as a risk factor for the development of severe drug-induced hypersensitivity syndrome. *Arch Dermatol*, **134**：1108-1112, 1998.

3) Tohyama M, et al：Severe hypersensitivity syndrome due to sulfasalazine associated with reactivation of human herpesvirus 6. *Arch Dermatol*, **134**：1113-1117, 1998.

4) Kano Y, et al：Several herpesviruses can reactivate in a severe drug-induced multiorgan reaction in the same sequential order as in graft-versus-host disease. *Br J Dermatol*, **155**：301-306, 2006.

5) Shiohara T, et al：Crucial role of viral reactivation in the development of severe drug eruptions：a comprehensive review. *Clin Rev Allergy Immunol*, **49**：192-202, 2015.

6) Ushigome Y, et al：Short- and long-term outcomes of 34 patients with drug-induced hypersensitivity syndrome in a single institution. *J Am Acad Dermatol*, **68**：721-726, 2013.

7) Kano Y, et al：Sequelae in 145 patients with drug-induced hypersensitivity syndrome/drug reaction with eosinophilia and systemic symptoms：Survey conducted by the Asian Research Committee on Severe Cutaneous Adverse Reactions(ASCAR). *J Dermatol*, **42**：276-282, 2015.

8) 狩野葉子：【広がる薬疹の世界─最新の概念・病態・治療】薬疹と GVHD の接点. 医学のあゆみ, **220**：889-893, 2007.

9) Asano Y, et al：Cytomegalovirus disease during severe drug eruptions：report of 2 cases and retrospective study of 18 patients with drug-induced hypersensitivity syndrome. *Arch Dermatol*, **145**：1030-1036, 2009.

10) Kagoyama K, et al：Detection of cytomegalovirus in the gastric ulcer of a patient with drug-induced hypersensitivity syndrome. *JAAD Case Rep*, **1**：215-218, 2015.

11) Mizukawa Y, et al：Drug-induced hypersensitivity syndrome(DiHS)/drug reaction with eosinophilia and systemic symptoms(DRESS)severity score：a useful tool for assessing disease severity and predicting fatal cytomegalovirus disease. *J Am Acad Dermatol*, **80**：670-678, 2019.

12) Nakaya A, et al：Neutrophil-to-lymphocyte ratio as an early marker of outcomes in patients with advanced non-small-cell lung cancer treated with nivolumab. *Int J Clin Oncol*, **23**：634-640, 2018.

13) Kermali M, et al：The role of biomarkers in diagnosis of COVID-19─A systematic review. *Life Sci*, **254**：117788, 2020.

14) Kang RA, et al：Postoperative hyperglycemia may negatively impact cytomegalovirus infection in seropositive liver transplant recipients：a retrospective cohort study. *Transpl Int*, **33**：68-75, 2020.

15) 堀江千穂, 塩原哲夫：【ここまでわかった皮膚科領域のウイルス性疾患─ヘルペスから新興ウイルス感染症まで】皮膚のサイトメガロウイルス感染症. *J Visual Dermatol*, **14**：960-962, 2015.

16) Shelburne SA, et al：Immune reconstitution inflammatory syndrome：more answers, more questions. *J Antimicob Chemother*, **57**：167-170, 2006.

17) Sueki H, et al：Immune reconstitution inflammatory syndrome in non-HIV immunosuppressed patients. *J Dermatol*, **45**：3-9, 2018.

18) 末木博彦：薬疹と免疫再構築症候群(immune reconstitution inflammatory syndrome：IRIS). 日皮会誌, **130**：1633-1638, 2020.

19) Kano Y, et al：Association between anticonvulsant hypersensitivity syndrome and human herpesvirus 6 reactivation and hypogammaglobulinemia. *Arch Dermatol*, **140**：183-188, 2004.

20) Takahashi R, et al：Defective regulatory T cells in patients with severe drug eruptions：timing of the dysfunction is associated with the pathological phenotype and outcome. *J Immunol*, **182**：8071-8079, 2009.

21) Ushigome Y, et al：Monocytes are involved in the balance between regulatory T cells and Th17 cells in severe drug eruptions. *Clin Exp Allergy*, **48**：1453-1463, 2018.

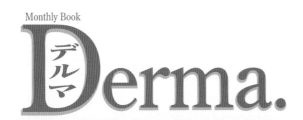

Monthly Book

好 評

No.300

皮膚科医必携！
外用療法・外用指導の
ポイント

MB Derma. No.300 2020 年 10 月増大号
編集企画：**朝比奈昭彦**（東京慈恵会医科大学教授）
定価 5,500 円（本体 5,000円＋税）　B5 判　186 ページ

◀弊社ホームページへの
リンクはこちら！
目次、キーポイントも
ご覧いただけます！

外用療法・外用指導の基礎から最新知見までまとめた実践書！

前半では基剤の特徴や具体的な使い分け、混合処方など、外用薬と外用療法に関する基礎理論に加え、
外用・スキンケア指導の要点を解説。後半では各種皮膚疾患ごとに項目を立て、製剤選択のポイント
や外用の工夫・コツについて、エキスパートが最新知見も加え具体的にまとめています。
日常診療で困ったときに読み返したい、充実の 1 冊です！

▶ CONTENTS

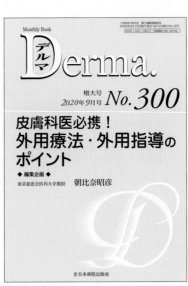

全日本病院出版会　〒113-0033 東京都文京区本郷 3-16-4　Tel：03-5689-5989
www.zenniti.com　　　　　　　　　　　　　　　　　　　Fax：03-5689-8030

MB Derma, **305**：25-32，2021．

◆特集／免疫再構築症候群/irAE の学び方・診方

非 HIV 免疫再構築症候群における ウイルスの再活性化・感染症

山本剛伸*

Key words：免疫再構築症候群（immune reconstitution inflammatory syndrome；IRIS），薬剤性過敏症症候群（drug-induced hypersensitivity syndrome；DiHS），日和見感染症（opportunistic infection），ヘルペスウイルス（herpesvirus），再活性化（reactivation），免疫抑制（immunosuppression）

Abstract 免疫低下状態から HIV 感染者の抗ウイルス療法（ART）導入，ステロイド薬や免疫抑制薬の急激な減量，免疫チェックポイント阻害薬の使用などにより免疫が回復すると，免疫抑制時に認識されなかった病原体などの抗原に対する免疫応答が強く惹起され，ヘルペスウイルスの再活性化を代表とする感染症症状が顕在化する．この病態を免疫再構築症候群（IRIS）という．Non-HIV IRIS の代表である薬剤性過敏症症候群（DiHS）の第二峰は HHV-6 の再活性化による．IRIS では，病原体に対する治療と急速な免疫応答の回復を防ぐ治療を並行して行う必要がある．免疫抑制薬をさらに減量することは，免疫応答の活性化を亢進させ，臨床症状の増悪が想定されるため，ステロイド投与などの免疫抑制薬の減量は，ゆっくり慎重に行う．ヘルペスウイルスのなかでも，特に CMV の再活性化は予後に大きく影響するため，定期的に検査を行うことが重要である．

はじめに

各種疾患に対するステロイド薬や免疫抑制薬による治療の拡充や，生物学的製剤，免疫チェックポイント阻害薬（ICI），分子標的薬など免疫に影響を及ぼす薬剤が多数臨床応用されており，原疾患とは異なる免疫バランスの不均衡による疾患に遭遇することがある．免疫再構築症候群（IRIS）は，HIV 感染者に対する抗 HIV 療法（ART）の開始により，免疫バランスの変動により様々な病態を引き起こす．非 HIV 感染者でも免疫バランスの不均衡により同様の病態形成をきたし，非 HIV 免疫再構築症候群（non-HIV IRIS）と呼ばれている．詳細な検討により様々な臨床場面で non-HIV IRIS を認めていると考えられる．

本稿では non-HIV IRIS における感染症の関わりについて，ヘルペスウイルス感染症を中心に私見を交えて解説する．

免疫再構築症候群（IRIS）とは

HIV 感染症は，CD4 陽性細胞が減少することにより免疫低下をきたす．免疫抑制状態では，病原体などの抗原に対する免疫反応が十分に誘導されないため，病原体の存在下でも全身症状の乏しい状態が続く．一方，ART により CD4 陽性 T 細胞が回復し，抗原に対する免疫応答が強く惹起され，様々な臨床症状の出現/増悪をきたす病態があり，HIV IRIS と呼ぶ[1)2)]．診断基準案は複数存在するが，まだ確立されていない[3)4)]．

国内で HIV IRIS は 8.7％の例で認めており，帯状疱疹，非結核性抗酸菌症，CMV 感染症，ニューモシスチス肺炎，結核などを呈している[5)]．ART 導入後急速な HIV RNA 量の減少，CD4 陽性 T 細胞数の低値および ART 導入後の急速な増加，日和見感染治療開始直後の ART 導入が HIV IRIS 発

* Takenobu YAMAMOTO，〒700-8505 岡山市北区中山下 2-6-1　川崎医科大学総合医療センター皮膚科，副部長

表 1. Non-HIV IRIS の診断基準（案）（文献 8 より引用）

主要項目
1. HIV 陰性である
2. 免疫低下状態からの回復に伴う病態である
3. 以下①，②の一方もしくは両方が認められる
   ① 免疫回復前から存在が想定される抗原（薬物を含む）や病原微生物に対する炎症性病態の顕在化（unmasking）
   ② 既に発症していた，あるいは治療していた炎症性病態の増悪（paradoxical）

除外項目
1. 基礎疾患に対し適切な治療を行ったうえでの基礎疾患の想定内での増悪
2. 基礎疾患に対する有効な治療の中止による基礎疾患の再燃・増悪
3. 免疫低下状態回復後に新たに摂取された抗原や病原微生物による炎症性病態

＜参考所見＞
複数の炎症性病態が併発したり続発することがある
基礎疾患として自己免疫疾患，膠原病ならびに類縁疾患，悪性腫瘍，妊娠，薬剤過敏症症候群などの重症薬疹が想定される

診 断
主要項目すべてに該当し，除外項目すべてに該当しない場合 non-HIV IRIS と診断する

症のリスク因子となる[6]．

非 HIV 免疫再構築症候群（non-HIV IRIS）

非 HIV 感染者において，免疫低下状態からステロイド薬や免疫抑制薬の急激な減量，ICI の使用などによる免疫抑制の回復をきたしたときに，様々な感染症，自己免疫疾患を引き起こすことがある．これは HIV IRIS と同じ考え方で解釈することができる．つまり，免疫の回復に伴い，抗原に対する免疫応答が強く惹起され，様々な臨床症状を呈するものであり，この疾患概念を non-HIV IRIS と呼ぶ[7]．Non-HIV IRIS 診断基準についてもまだ確立したものはないが，案として提唱されている[7][8]（表 1）．症状の重症度を規定しているのは病原体の量よりも免疫反応の強さである．Non-HIV IRIS の確定診断のための特異的検査はなく，IRIS の概念を理解し，他の病態と区別する必要がある．

IRIS について理解を深めるためには，3 つの phase を整理する必要がある[1]（図 1）．

＜Phase 1＞

免疫低下をきたす原疾患によるもの，もしくは原疾患に対する免疫を低下させる治療により，免疫低下をきたした状態を示す．HIV 感染者では，CD4 陽性 T 細胞減少による免疫が低下した状態を指す．膠原病，自己免疫性疾患では免疫抑制療法が一般的に行われる．悪性腫瘍では，好中球/リンパ球比（NLR）4 以上（リンパ球が低値を示す状

態）では予後が不良とされており，免疫低下が示唆される[9]．妊婦は，胎児という非自己を拒絶しないために制御性 T 細胞（Treg）が増加する．生物学的製剤（抗 TNF-α 抗体製剤，抗 IL-6 受容体抗体製剤など）は，ヘルパー T 細胞の増殖抑制作用を持つ．薬剤性過敏症症候群（DiHS）を引き起こす薬剤（抗けいれん薬，アロプリノールなど），DPP-4 阻害薬，HMG-CoA 還元酵素阻害薬（スタチン系薬剤）は，薬剤自体に免疫抑制作用がある[10]．

＜Phase 2＞

ステロイド薬/免疫抑制薬の急激な減量，そのほか免疫抑制作用を持つ薬剤の中止/減量，ICI の使用，生物学的製剤の中止/効果減弱，出産などにより，phase 1 の免疫低下した状態から回復してきている状態を表す．HIV 感染者では ART により CD4 陽性 T 細胞が回復してきている状態を指す．

＜Phase 3＞

IRIS の状態を表す．Phase 1 の免疫抑制時に認識されなかった抗原が phase 2 の免疫抑制の解除により，抗原に対する免疫応答が強く惹起され，様々な臨床症状をきたしたものである．IRIS は体内に存在する内在性因子（潜伏感染/持続感染しているウイルス，自己抗体）が原因である場合が多く，身近に存在する病原体，薬剤などの外的因子も原因となる．潜伏感染しているヘルペスウイルスの再活性化による感染症（CMV 肺炎/腸炎/網

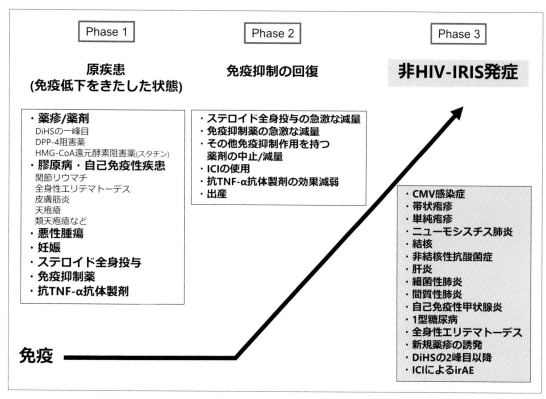

図 1. non-HIV IRIS をきたす 3 つの phase（文献 1 より引用，一部改変）
Phase 1：免疫低下をきたした状態
Phase 2：免疫抑制から回復してきている状態
Phase 3：Non-HIV IRIS

膜炎，帯状疱疹，単純疱疹/カポジ水痘様発疹症，DiHS による第二峰），肺結核，ニューモシスチス肺炎，非結核性抗酸菌症，肝炎，細菌性肺炎などの感染症症状をきたす（表 2）．ICI による免疫関連有害事象（irAE），薬疹の発症，間質性肺炎，1 型糖尿病，自己免疫性甲状腺炎，全身性エリテマトーデスなども併発することがある．IRIS の発症時期は，免疫回復の程度，疾患により大きく異なり，phase 2 から 10 日程度で発症する例や，数年後に発症するものもある．

＜Non-HIV IRIS の治療＞

病原体に対する治療と急速な免疫応答の回復を防ぐ治療を並行して行う．ステロイドのさらなる減量は，病原体に対する免疫応答をさらに活性化させ，臨床症状の増悪が予想されるため，慎重な検討が必要である．場合によっては，ステロイドの増量を行うこともある．ステロイドパルス療法は免疫状態を大きく変化させるため，全経過を通

して適応には十分考慮する．

日和見感染症とは

正常の宿主に対しては病原性を発揮しない病原体が，宿主の免疫力が低下しているときに病原性を発揮して起こる感染症を総称して日和見感染症と呼ぶ．日和見感染症は以下の 2 種類に区分される（図 2）．

＜病原体増加に伴う感染症（Phase 1）＞

病原体に対する免疫反応は強く抑制されており，感染そのものが悪化して発症するタイプである．病原体は多数検出されるが，免疫応答が誘発されないか微弱であり，全身症状をきたしにくく，気が付かないまま経過していることも少なくない．結核，ヘルペスウイルスの再活性化，難治性の真菌感染症・梅毒・尖圭コンジローマ，免疫不全を基盤に生じる EBV 関連リンパ増殖疾患などが該当する（表 2）．

表 2. ヒトを宿主とするヘルペスウイルス

			初感染 (不顕性感染を除く)	潜伏感染	再活性化	日和見感染など
α ヘルペス亜科	HSV-1	HHV-1	ヘルペス性歯肉口内炎，新生児ヘルペス，カポジ水痘様発疹症	三叉神経節，仙髄神経節	口唇ヘルペス，角膜ヘルペス，Bell 麻痺	カポジ水痘様発疹症，脳炎，播種性 HSV 感染症
	HSV-2	HHV-2	性器ヘルペス，新生児ヘルペス，カポジ水痘様発疹症	仙髄神経節	性器ヘルペス，臀部ヘルペス	カポジ水痘様発疹症，脳炎，播種性 HSV 感染症
	VZV	HHV-3	水痘	三叉神経節，脊髄後根神経節	帯状疱疹，Ramsay Hunt 症候群	汎発性帯状疱疹，内臓播種性 VZV 感染症
γ	EBV	HHV-4	Gianotti 症候群，伝染性単核症	B 細胞		移植後リンパ球増殖症(PTLD)，医原性免疫不全に伴うリンパ球増殖症(上咽頭癌，悪性リンパ腫，CAEBV)
β ヘルペス亜科	CMV	HHV-5	伝染性単核症，巨細胞封入体症	骨髄球系前駆細胞，血管内皮細胞	Guillain-Barré 症候群？	肺炎，腸炎，網膜炎，脳炎，肝炎
		HHV-6A		骨髄前細胞，単球	多発性硬化症？	
		HHV-6B	突発性発疹	骨髄前細胞，単球	熱性痙攣	DiHS，肺炎，脳炎，網膜炎
		HHV-7	突発性発疹	CD4 陽性 T 細胞	ジベル薔薇色粃糠疹？	肺炎
γ	KSHV	HHV-8		B 細胞		カポジ肉腫，原発性体腔液性リンパ腫(PEL)，多巣性キャッスルマン病

ヘルペスウイルス科として 9 種類存在し，体内の特定細胞に潜伏感染し，しばしば再活性化する．生物学的特性から α/β/γ ヘルペス亜科に分類される．

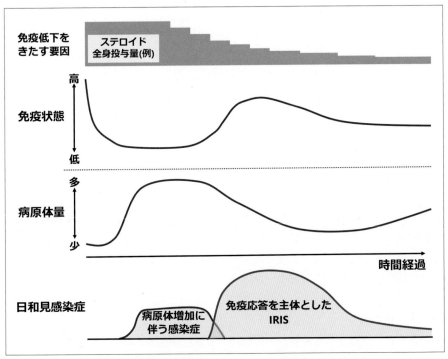

図 2. 免疫状態と病原体量(抗原量)，日和見感染症の関連性
病原体増加に伴う感染症は，免疫低下時(図 1：phase 1 に相当)に認めやすい．IRIS は，免疫が回復してきている状態で発症する(図 1：phase 3 に相当)．抗原に対する免疫の回復がみられるため，病原体量(抗原量)は少ない．

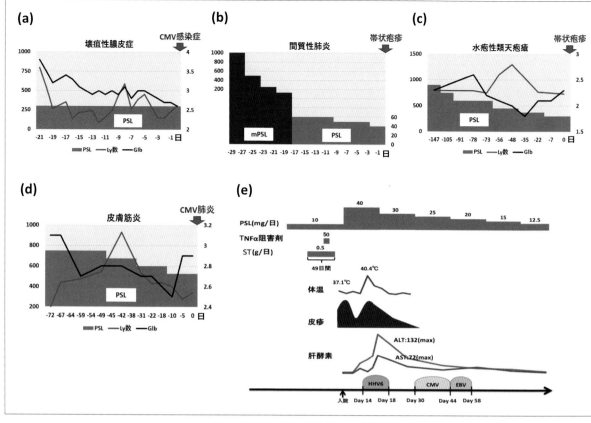

図 3. 当科で経験した日和見感染症

a：病原体増加に伴う感染症（図 1：phase 1 に相当）．宿主免疫低下時に CMV 感染症を発症した．
b〜d：Non-HIV IRIS（図 1：phase 3 に相当）．ステロイド全身投与を減量中に帯状疱疹，CMV 肺炎を発症した．
e：ST 合剤＋抗 TNF-α 抗体製剤により発症したと考えられる DiHS（文献 17 より引用）．ST 合剤による薬疹の後，
　HHV-6B，CMV，EBV の順に再活性化を認めた．

自験例（図 3-a）：壊疽性膿皮症のため，プレド
ニゾロン（PSL）60 mg で治療導入し，同量維持し
ていたところ，21 日後に汎血球減少を認め，CMV
アンチゲネミア 47/50,000 細胞陽性であったた
め，ガンシクロビルによる治療を開始した．この
症例は免疫抑制が強い状態に CMV の再活性化を
認めており，phase 1 に生じた日和見感染症と考
えられる．

＜免疫応答を主体とした IRIS（Phase 3）＞

免疫不全時には認識されなかった病原体に対す
る免疫反応が誘導され，感染症の症状が顕在化す
る．宿主免疫反応が主体であるため病原体は少量
であり，検出されない例もある．

自験例（図 3-b）：間質性肺炎のためステロイド
パルス療法施行後，PSL 減量していたところ，治
療開始 29 日後に疼痛を伴う小水疱が出現し，帯状

疱疹と診断した．

自験例（図 3-c）：水疱性類天疱瘡のため PSL 30
mg 内服による治療を開始し，減量していたとこ
ろ，治療開始 147 日後（PSL 10 mg 内服中）に典型
的な帯状疱疹を発症した．病原体増加に伴う感染
症（phase 1）の場合でも帯状疱疹を認めるが，こ
の場合，免疫反応の低下により大型の弛緩性水疱
を呈することが多い．

自験例（図 3-d）：皮膚筋炎のため PSL 50 mg 内
服による治療を開始し，減量していたところ，治
療開始 72 日後（PSL 35 mg 内服中）に発熱を伴う
CMV 肺炎を発症した．

薬剤性過敏症症候群（DiHS）

抗けいれん薬，アロプリノール，塩酸メキシレ
チン，サラゾスルファピリジン，ジアフェニルス

ルフォン(DDS)など限られた薬剤の内服後に生じる重症薬疹の一種である．発症までの期間は2〜6週間が多く，原因薬を中止しても発熱，皮疹などの症状が増悪する(第一峰)．発症後2〜4週でHHV-6Bの再活性化を認め，肝機能障害などをきたしやすい(第二峰)[11]．HHV-6Bの再活性化が終息するころに，CMVやEBVの再活性化を認めることがある．CMV再活性化は約30％の例に認められ，DiHSの予後を大きく左右し，消化管出血や肺炎などにより致死的になることがある[12]．その他のヘルペスウイルス(HSV, VZV, HHV-7)の再活性化[13]，ニューモシスチス肺炎，1型糖尿病，自己免疫性甲状腺炎，全身性エリテマトーデスなどを発症する例もある[14]．

原因薬剤自体に免疫抑制作用を有しており，DiHS発症時は免疫グロブリンの低下やTregの増加を認め，免疫不全状態のため，潜伏感染しているヘルペスウイルスが再活性化し，ウイルスの増殖を招く(phase 1)[10)15)16]．一方，経過中にTregが低下するため免疫機能が回復(phase 2)し，増殖したウイルスの排除に伴う症状(DiHSの第二峰以降)(phase 3)を呈すると考えられている．DiHSの第一峰は薬疹，第二峰以降はnon-HIV IRISによる病態ととらえることができる．

DiHSでは経過中，HSV, HHV-6, EBV, HHV-7, CMV, VZVの順番で再活性化をきたしやすい[13]．その理由は不明であるが，造血幹細胞移植後に生じるヘルペスウイルス再活性化の順序と類似しており，興味深い．

当科で経験したST合剤によるDiHSの症例を示す[17](図3-e)．関節リウマチに対して抗TNF-α抗体製剤(ゴリムマブ)，PSL使用中に，薬疹に伴う第一峰，HHV-6B再活性化に伴う第二峰，さらにCMV・EBV再活性化をきたした．本症例は，原因薬剤であるST合剤のほかに抗TNF-α抗体製剤もDiHS発症に関与したと考えられる．

DiHSの治療は，non-HIV IRISに準じてステロイド投与を行う場合は，ゆっくり慎重に減量を行う．様々な感染症対策も講じる必要がある．特に

CMV再活性化は予後に大きく影響するため，アンチゲネミア法やPCR法による検査を定期的に行う．

ヘルペスウイルスについて

「ヒトヘルペスウイルス」は，ヘルペスウイルス科に属する2本鎖DNAウイルスを指す．全9種類存在し，初感染後，特定細胞に潜伏感染し，ウイルスゲノムは体内に終生存続しながら，しばしば再活性化する(表2)．潜伏感染しているウイルスを駆逐する治療法は存在しない．潜伏感染する細胞の性状から，$\alpha/\beta/\gamma$ヘルペスウイルス亜科に細分類される．

HSVは接触感染によりケラチノサイトに感染後，三叉神経節や脊髄後根神経節内で潜伏感染する．紫外線曝露，疲労，ストレス，月経などにより再活性化が起こると，HSVは神経軸索を下降し，神経終末の皮膚に至り，病変を形成する(口唇ヘルペス，性器ヘルペスなど)．18〜59歳の日本人の血清抗HSV-1，HSV-2抗体陽性の割合はそれぞれ59.7％，8.4％である[18]．

VZVは空気感染を介して扁桃で感染した後，水痘を発症する．その後，三叉神経節や脊髄後根神経節に潜伏感染する．日本人成人のほとんどが感染しており，大学生のIgG型抗VZV抗体陽性率(EIA法)は92〜98％であった[19]．加齢，免疫抑制，糖尿病，HIV感染，悪性腫瘍などによりVZV特異的な細胞性免疫が低下すると再活性化が起こり，神経軸索を感染拡大しながら下降し，神経終末の皮膚に至り，病変を形成する(帯状疱疹)．

EBVは唾液を介して扁桃のB細胞に感染する．免疫能の未熟な乳幼児期に不顕性感染することが多いが，成熟した宿主免疫を備えた状態で初感染した場合，感染細胞に対する細胞傷害性T細胞(CTL)やNK細胞の過剰な反応によって伝染性単核症を引き起こす．成人の90％以上が感染しており，健常人では末梢血B細胞に$1/10^6$細胞の割合で潜伏感染し，一部の細胞が再活性化する．免疫抑制と関連した様々なEBV関連疾患があり，慢

性活動性 EBV 感染症(CAEBV)のほか，原発性免疫不全に関連するもの，HIV 感染に関連するもの(HIV 関連悪性リンパ腫)，臓器移植後に関連するもの(移植後リンパ球増殖症)，薬剤に関連するもの，その他の続発性免疫不全に関連するものに大別される．これらの疾患は CTL が十分に機能できず，通常であれば排除されるべき EBV 感染細胞が腫瘍性増殖する．

CMV は産道，母乳，尿，唾液を介した感染経路が主であるが，輸血，性行為による感染もある．ほとんどが不顕性感染であるが，思春期以降に初感染を受けた場合，伝染性単核症を発症する．骨髄球系前駆細胞に潜伏感染する．以前は日本人のほとんどが感染していたが，近年感染率が低下しており，抗体保有率は 20 歳代で 58.8%，30 歳代で 73.3% という報告がある[20]．細胞性免疫低下時には，日和見感染として肺炎，腸炎，肝炎，網膜炎，脳炎など重篤な疾病を引き起こす．

HHV-6 は HHV-6A/B の 2 種類存在する．生後 4 か月～1 歳ごろに HHV-6B の初感染として突発性発疹を生じ，成人における抗体保有率は 100% である．HHV-6A は中枢神経病原性が強く，多発性硬化症の原因と考えられているが，HHV-6A 感染者は HHV-6B 感染者に比べ極端に少ない．HHV-6B は骨髄前細胞，単球に潜伏感染，再活性化し，血液・唾液中に HHV-6B DNA が検出される．HHV-6B 関連疾患として，DiHS，急性 GVHD 様発疹(同種骨髄移植患者の移植後 2～3 週間で約 40% の例に認める)，一部の伝染性単核症，Gianotti 症候群などがある．

HHV-7 は CD4 陽性 T 細胞に潜伏感染し，再活性化する．2～4 歳ごろに初感染することが多く，成人における抗体保有率は 100% である．唾液中に HHV-6 よりも大量のウイルスが健常人でも検出される．一部の突発性発疹，ジベル薔薇色粃糠疹(最近は否定的)，DiHS などが HHV-7 と関連する．

HHV-8 は，ヒトでは CD19 陽性 B 細胞に潜伏感染する．抗体陽性率は地域差が著しく，アフリカ諸国で 50% 以上の保有率を示すが，日本では 0.2% の陽性率であった[21]．初感染では突発性発疹様の症状を呈する場合もあるが，不顕性感染の場合が多く，宿主の免疫低下により再活性化する．唾液を介した粘膜感染が主な感染経路と考えられている．HHV-8 が関与する疾患は，カポジ肉腫，原発性体腔液性リンパ腫，一部の多巣性キャッスルマン病，HHV-8 関連固形リンパ腫などがある．

文　献

1) 吉田英樹，藤谷茂樹：免疫再構築症候群(IRIS)について 3 つの phase を理解する．*Intensivist*, **11**(1)：136-143, 2019.

2) Shelburne SA, Montes M, Hamill RJ：Immune reconstitution inflammatory syndrome：more answers, more questions. *J Antimicrob Chemother*, **57**(2)：167-170, 2006.

3) Shelburne SA, Hamill RJ, Rodriguez-Barradas MC, et al：Immune reconstitution inflammatory syndrome：emergence of a unique syndrome during highly active antiretroviral therapy. *Medicine*(Baltimore), **81**(3)：213-227, 2002.

4) Haddow LJ, Easterbrook PJ, Mosam A, et al：Defining immune reconstitution inflammatory syndrome：evaluation of expert opinion versus 2 case definitions in a South African cohort. *Clin Infect Dis*, **49**(9)：1424-1432, 2009.

5) 古西　満，照屋勝治，安岡　彰：免疫再構築症候群 診療のポイント Ver. 3 厚生労働省科学研究費エイズ対策事業「日和見感染症の診断/治療およびそれを端緒とする HIV 感染者の早期発見に関する研究」平成 22 年度報告書，pp. 1-55, 2012.

6) Sharma SK, Soneja M：HIV & immune reconstitution inflammatory syndrome(IRIS). *Indian J Med Res*, **134**(6)：866-877, 2011.

7) Sueki H, Mizukawa Y, Aoyama Y：Immune reconstitution inflammatory syndrome in non-HIV immunosuppressed patients. *J Dermatol*, **45**(1)：3-9, 2018.

8) 末木博彦：薬疹と免疫再構築症候群(immune reconstitution inflammatory syndrome：IRIS). 日皮会誌, **130**(7)：1633-1638, 2020.

9) Templeton AJ, McNamara MG, Šeruga B, et al：Prognostic role of neutrophil-to-lymphocyte ratio in solid tumors：a systematic review and meta-analysis. *J Natl Cancer Inst*, **106**(6)：dju124, 2014.

10) Shiohara T, Kano Y, Hirahara K, et al：Prediction and management of drug reaction with eosinophilia and systemic symptoms(DRESS). *Expert Opin Drug Metab Toxicol*, **13**(7)：701-704, 2017.

11) Shiohara T, Iijima M, Ikezawa Z, et al：The diagnosis of a DRESS syndrome has been sufficiently established on the basis of typical clinical features and viral reactivations. *Br J Dermatol*, **156**(5)：1083-1084, 2007.

12) Mizukawa Y, Hirahara K, Kano Y, et al：Drug-induced hypersensitivity syndrome/drug reaction with eosinophilia and systemic symptoms severity score：A useful tool for assessing disease severity and predicting fatal cytomegalovirus disease. *J Am Acad Dermatol*, **80**(3)：670-678.e2, 2019.

13) Kano Y, Hiraharas K, Sakuma K, et al：Several herpesviruses can reactivate in a severe drug-induced multiorgan reaction in the same sequential order as in graft-versus-host disease. *Br J Dermatol*, **155**(2)：301-306, 2006.

14) Kano Y, Tohyama M, Aihara M, et al：Sequelae in 145 patients with drug-induced hypersensitivity syndrome/drug reaction with eosinophilia and systemic symptoms：survey conducted by the Asian Research Committee on Severe Cutaneous Adverse Reactions(ASCAR). *J Dermatol*, **42**(3)：276-282, 2015.

15) Kano Y, Inaoka M, Shiohara T：Association between anticonvulsant hypersensitivity syndrome and human herpesvirus 6 reactivation and hypogammaglobulinemia. *Arch Dermatol*, **140**(2)：183-188, 2004.

16) Takahashi R, Kano Y, Yamazaki Y, et al：Defective regulatory T cells in patients with severe drug eruptions：timing of the dysfunction is associated with the pathological phenotype and outcome. *J Immunol*, **182**(12)：8071-8079, 2009.

17) 中塚万莉，山本剛伸，青山裕美：血液中に一過性のHHV-6 DNAコピー数の上昇を確認しえた薬剤性過敏症症候群(DIHS)．皮膚病診療，**41**(3)：217-220，2019.

18) Doi Y, Ninomiya T, Hata J, et al：Seroprevalence of herpes simplex virus 1 and 2 in a population-based cohort in Japan. *J Epidemiol*, **19**(2)：56-62, 2009.

19) Kimura T, Tsunekawa K, Ogiwara T, et al：Seroprevalence of measles- and mumps-specific immunoglobulin G among Japanese healthcare students increased during 2007-2012. *Jpn J Infect Dis*, **66**(5)：411-415, 2013.

20) Furui Y, Satake M, Hoshi Y, et al：Cytomegalovirus(CMV)seroprevalence in Japanese blood donors and high detection frequency of CMV DNA in elderly donors. *Transfusion*, **53**(10)：2190-2197, 2013.

21) Fujii T, Taguchi H, Katano H, et al：Seroprevalence of human herpesvirus 8 in human immunodeficiency virus 1-positive and human immunodeficiency virus 1-negative populations in Japan. *J Med Virol*, **57**(2)：159-162, 1999.

MB Derma, 305：33-38, 2021.

◆特集／免疫再構築症候群/irAE の学び方・診方

膠原病の診療で遭遇する非 HIV 免疫再構築症候群

金子祐子*

Key words：膠原病(collagen disease)，非 HIV(non-HIV)，免疫再構築症候群(immune reconstitution inflammatory syndrome；IRIS)，ニューモシスチス肺炎(pneumocystis pneumonia)，B 型肝炎ウイルス再活性化(hepatitis B virus reactivation)

Abstract 免疫は自己と非自己を区別する精巧なメカニズムが備わっているが，膠原病をはじめとする自己免疫疾患は自己が免疫の攻撃対象となって発症する．免疫再構築症候群は，免疫を抑制するような薬剤や事象の後，免疫抑制の解除やアンバランスによって急速に免疫の増幅が疾患増悪や組織障害をもたらす現象の総称であるが，膠原病領域で遭遇する免疫再構築症候群は非常に多彩で，免疫抑制剤減量に伴う免疫の回復によって顕在化または増悪する日和見感染症，免疫チェックポイント阻害薬使用時に起きる膠原病様症状，抗 TNF 阻害薬使用時に本来有効なはずの別の免疫疾患が出現する paradoxical reaction，出産後に膠原病の疾患活動性が増悪する現象などを，免疫再構築症候群ととらえることができる．

はじめに

免疫再構築症候群(immune reconstitution inflammatory syndrome；IRIS)とは，もともとHIV 感染で antiretroviral therapy 開始後の急速な免疫の回復に伴って顕在化または増悪する現象の総称である．抗 HIV 治療が奏効すると HIV-RNA 量が減少し，急速に CD4 陽性 T リンパ球は増加，機能不全に陥っていた単球・マクロファージ・NK 細胞などの機能が回復して免疫能が改善するが，制御性 T 細胞の活性低下は持続するため，体内に存在していた微生物などの抗原に対する免疫応答が過剰に誘導されると考えられている[1]．近年，HIV 感染のみならず他の疾患においても，免疫抑制剤や免疫チェックポイント阻害薬など免疫に作用する薬剤の投与や投与中止などを契機とする免疫状態の変化によって，同様の病態が観察されることがわかってきた[2]．本稿では，

膠原病領域で遭遇する IRIS と考えられる事象について概説する．

免疫抑制薬の減量

リウマチ・膠原病分野では，ステロイドや免疫抑制薬などしばしば免疫抑制を目的とした治療薬が用いられる．特に疾患活動性が高い場合には，寛解導入療法として高用量ステロイドに加え複数の免疫抑制剤を併用するなど，強力な免疫抑制治療が必要となるが，ステロイドが減量される過程で抑制されていた免疫が回復してくる．また，難治性膠原病病態の寛解導入療法ではしばしばシクロホスファミド間歇静注療法が用いられるが，副作用として骨髄障害をきたした後，時間とともに白血球数が増加する．このような免疫回復期に，潜在的に存在または増殖していた微生物に対する免疫応答が惹起されて，激しい炎症や臓器障害をきたすことがある．これが，IRIS の一種と考えられている．頻度が高いのはニューモシスチス肺炎とサイトメガロウイルス感染症で，最近では B 型肝炎ウイルス既感染ととらえられていた症例から

* Yuko KANEKO，〒160-8582 東京都新宿区信濃町 35　慶應義塾大学医学部リウマチ・膠原病内科，准教授

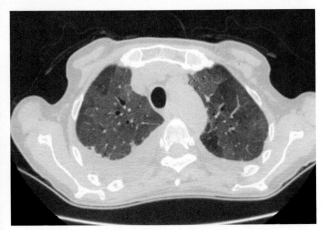

図 1. Non-HIV 患者のニューモシスチス肺炎
小葉間隔壁の明瞭な汎小葉性のすりガラス陰影を
広範囲に認める.

の *de novo* 肝炎も注意喚起されている.

1. ニューモシスチス肺炎

　ニューモシスチス肺炎は真菌である *Pneumo-cystis jirovecii* による病原体性の肺炎で, 免疫不全者に起こる代表的な日和見感染症である. 免疫抑制療法中の患者のニューモシスチス肺炎の発生は, 免疫抑制が最も強力な時期でなく減量中に多いことは以前から経験的に知られており, IRIS の1つと考えられている. HIV・非 HIV を問わず肺障害が強い場合にはステロイド併用で予後が改善することから, 過剰な免疫応答が肺障害を助長していることが推測される[3]. 非 HIV 患者のニューモシスチス肺炎は, HIV と比較して急性発症で予後が悪く CT 画像も特徴が異なることからも(図1), 非 HIV 患者, 特に免疫異常を基礎とする膠原病を有する患者では, 免疫応答制御が困難と考えられる[4)5)].

2. サイトメガロウイルス感染症

　サイトメガロウイルスの再活性化も免疫抑制療法中にしばしば発現する日和見感染症である. 特にステロイド高用量とシクロホスファミド間歇静注療法時にきたしやすく, リンパ球減少がリスク因子とされる[6)7)]. ニューモシスチス肺炎の予防が普及していなかった時代には合併も多かった. 臓器障害は肝障害や腸炎が多く, ステロイド減量中に認めやすいことから, 免疫再構築症候群の1つの可能性がある. 多くの場合, ステロイド増量は必要なく, サイトメガロウイルスに対する抗ウイルス薬で改善する.

3. B 型肝炎ウイルス再活性化

　B 型肝炎ウイルス再活性化による *de novo* 肝炎も近年注目されている事象である. 従来, 急性 B 型肝炎は新規感染またはウイルスキャリアからの肝炎と考えられていたが, 治癒したと考えられていた既感染者においてもごく微量の HBV-DNA が肝細胞内に存在し, 化学療法や免疫抑制治療など免疫抑制状態で再活性化して肝炎をきたすことが判明した[8)]. 最も多い報告薬剤は B 細胞枯渇薬であるリツキシマブであるが, ステロイド大量や抗サイトカイン薬などでも報告がある[9)]. B 型肝炎ウイルス再活性化を認めた際の, 急激な免疫抑制剤の減量や中止は劇症肝炎を招くリスクがあり, 抗ウイルス薬投与を開始しながら免疫抑制剤は継続することが推奨されている[10)]. 免疫抑制剤中止による劇症化は, 免疫再構築現象の1つと考えられる.

免疫チェックポイント阻害薬投与

　免疫チェックポイント阻害薬は, 生体内の免疫機構を活性化することで変性した自己である腫瘍細胞を排除する, 新しい機序の抗腫瘍薬である[11)]. 中枢性免疫寛容で排除されなかった自己反応性リンパ球が, 自己免疫反応を発展しないための末梢性寛容の代表分子が免疫チェックポイントである CTLA-4 や PD-1 で, 免疫チェックポイント阻害薬はこの抑制機構を抑制することで, 腫瘍免疫を強化する. しかしこれら分子の抑制は, 自己反応性 T 細胞の活性化や CTLA-4 陽性制御性 T 細胞の阻害を同時に引き起こし, 自己免疫機序による臓器障害が出現する. 自己免疫の発展および増悪は, 免疫チェックポイント阻害薬の開発段階から危惧されていたが, 実際に臨床試験では大腸炎, 間質性肺炎といった様々な副作用が報告され, 免疫関連副作用としてこれらを免疫関連副作用と総称され, 免疫再構築現象の1つと考えられる.

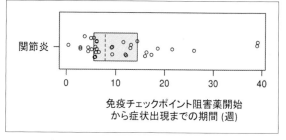

図 2. 免疫チェックポイント阻害薬開始から関節炎発現までの期間（文献 15 より引用改変）

1．膠原病様症状をきたす免疫有害事象

免疫関連有害事象は非常に多彩であるが，膠原病関連では関節リウマチやリウマチ性多発筋痛症，脊椎関節炎などに類似した関節痛，全身性エリテマトーデス様症状，多発性筋炎症状などが報告されている[12)13)]．もともと膠原病を有していた患者や自己抗体陽性患者で，免疫チェックポイント阻害薬使用後に再燃または発症を認めた例も報告されている．膠原病は女性に多いが，免疫関連副作用としての関節炎や膠原病様症状では性差は認めていない．

2．筋骨格系に関する免疫関連有害事象の頻度

試験によってばらつきがあるが，免疫チェックポイント阻害薬に対する臨床試験 24 本をまとめたシステマティックレビューでは，関節痛は 1〜43％に，関節炎は 1〜7％に認めたと報告されているが[14)]，重症大腸炎，劇症型 I 型糖尿病，脳炎など致死的となりうる副作用に対する免疫抑制治療で関節炎も改善するため，関節炎の症状の頻度は低く見積もられている可能性はある．免疫関連有害事象としての関節炎の発症は，免疫チェックポイント阻害薬開始後早くて 2 週間，遅いと 2 年以上使用後に出現した報告もあるが，症例集積からは 2〜6 か月ぐらいの間に出現することが多い（図 2)[15)]．

3．膠原病様免疫関連副作用に対する治療

免疫関連副作用への対処は，免疫チェックポイント阻害薬を中止またはステロイドなどの免疫抑制薬使用となる．免疫関連有害事象は免疫チェックポイント阻害薬の抗腫瘍効果が高い患者ほど出現しやすいことが示されており，致命的ではない関節炎では免疫チェックポイント阻害薬中止について議論があるが，重要臓器障害を伴う場合には中止せざるを得ないこともある．関節炎，筋炎，筋痛症様症状に対しては，2018 年に米国臨床腫瘍学会と全米包括的がんセンターネットワークからガイドラインが提唱されているが，重症度に応じて免疫チェックポイント阻害薬の休薬または中止と，対応する膠原病に準じたステロイドや免疫抑制薬の使用となっている[16)]（表 1〜3）．

生物学的製剤投与時の paradoxical reaction

膠原病や自己免疫疾患では，病態解明が進むにつれ責任サイトカインを直接的にブロックする有効性の高い分子標的薬が開発され，治療は非常に進歩した．特に腫瘍壊死因子（tumor necrosis factor；TNF）は様々な疾患で有用性が証明され，関節リウマチ，乾癬，潰瘍性大腸炎やクローン病などの炎症性腸疾患で共通して高い奏効率を示した[17)]．一方で，関節リウマチや炎症性腸疾患に対して TNF 阻害薬使用時に乾癬が新規出現する，あるいは尋常性乾癬に対して使用時に乾癬が増悪するなどの現象が観察されることがあり，逆説的反応（paradoxical reaction）と呼ばれるようになった．本現象は，免疫細胞と炎症性サイトカインのネットワークにおいて，単一のサイトカインを抑制することで免疫系のバランスが変化した結果と考えられており，免疫再構築現象の 1 つととらえることができる．

Paradoxical reaction のメカニズムは明確でなく，諸説提唱されているが，TNF-α 阻害薬による形質細胞様樹状細胞の活性化という説や，皮膚局所の TNF-α と IFN-α のアンバランスという説が有力である．TNF-α 阻害によって抑制を解除された形質細胞様樹状細胞から IFN-α 産生が亢進し，サイトカインバランスの不均衡が起こり，Th1 細胞による炎症が惹起されると推察されている[18)]．TNF-α 阻害薬投与による皮膚血管炎やサルコイドーシスの報告も散見される[19)]．

表 1. 免疫関連関節炎への対応（文献 16 より抜粋改変）

CTCAE Grade	定 義	免疫チェックポイント阻害薬	対処方法
Grade 1	炎症，発赤または腫脹を伴う軽度関節炎.	投与継続.	アセトアミノフェンや NSAIDs.
Grade 2	炎症，発赤または腫脹を伴う中等度関節痛，日常生活動作制限.	休薬. 10 mg/日以下のプレドニゾロンで症状改善後に投与再開.	リウマチ医に紹介. 鎮痛薬増量を考慮. 不十分な場合はプレドニゾロン 10〜20 mg/日を 4〜6 週間使用. 改善したら 4〜6 週間かけてゆっくり漸減，改善しない場合には Grade 3 として治療. プレドニゾロンを 10 mg/日未満に減量できない場合には抗リウマチ薬を考慮. 大関節にはステロイド関節内注射を考慮.
Grade 3〜4	炎症，発赤または腫脹を伴う高度関節痛，不可逆的関節破壊，著しい日常生活動作制限.	投与中止. Grade 1 以下に改善したらリウマチ医と相談の上で再開を検討.	リウマチ医に紹介. 経口プレドニゾロン 0.5〜1 mg/kg/日開始. 4 週間後に改善が認められない場合または悪化した場合は，抗リウマチ薬（メトトレキサートまたはレフルノミド）または生物学的製剤（TNFα 阻害薬または IL-6 受容体阻害薬）を考慮.

表 2. 免疫関連筋炎への対応（文献 16 より抜粋改変）

CTCAE Grade	定 義	免疫チェックポイント阻害薬	対処方法
Grade 1	筋痛を伴う，または伴わない軽度の筋力低下.	投与継続.	CK 上昇と筋力低下を認める際にはステロイドを使用し，Grade 2 として治療してよい. アセトアミノフェンや NSAIDs 使用.
Grade 2	筋痛を伴う，または伴わない中等度の筋力低下，年齢に比した日常生活動作低下.	休薬し，10 mg/日以下のプレドニゾロンで，CK 正常なら投与再開. 中止が必要となることも多い.	リウマチ医または神経内科医に紹介. 必要に応じて NSAIDs. CK が 3 倍以上に上昇した場合には，プレドニゾロン 0.5〜1.0 mg/kg/日を 6 週間使用. 悪化した場合には Grade 3 として治療，
Grade 3〜4	筋痛を伴う，または伴わない重度の筋力低下，身の回りの日常生活動作低下.	免疫抑制治療なしで Grade 1 以下に改善するまで休薬. 心筋障害がある場合には中止.	リウマチ医または神経内科医に紹介. 筋力低下に応じて入院加療. プレドニゾロン 1.0 mg/kg/日を開始，ステロイドパルスを考慮. 血漿交換，IVIG，他の免疫抑制剤（メトトレキサート，アザチオプリン，ミコフェノール酸モフェチルなど）を考慮.

表 3. 免疫関連多発筋痛症様症状への対応（文献 16 より抜粋改変）

CTCAE Grade	定 義	免疫チェックポイント阻害薬	対処方法
Grade 1	軽度のこわばりと疼痛.	投与継続.	アセトアミノフェンや NSAIDs.
Grade 2	中等度のこわばりと疼痛，年齢に比した日常生活動作低下.	休薬し，10 mg/日以下のプレドニゾロンで改善したら投与再開.	プレドニゾロン 20 mg/kg/日を使用し，3〜4 週間後から漸減. 4 週後に改善がない場合や悪化した場合には Grade 3 として治療.
Grade 3〜4	重度のこわばりと疼痛，身の回りの日常生活動作低下.	休薬し，リウマチ医と相談のうえで Grade 1 以下となったら再開検討.	リウマチ医に紹介. プレドニゾロン 20 mg/kg/日を使用し，改善がない場合はメトトレキサートや IL-6 阻害を検討. 入院加療を検討.

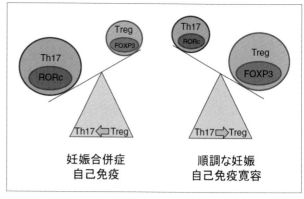

図 3. 妊娠における免疫バランス（文献20より引用改変）

妊娠出産に伴う膠原病の改善と増悪

　妊娠は，母体内に非自己である胎児が母体免疫細胞に攻撃されず生存し成長するという神秘的事象である．妊娠時には母体内で父親抗原に対する免疫寛容が存在し，その主要なメカニズムは制御性 T 細胞の増加と考えられている[20]（図3）．膠原病患者の妊娠出産を契機として疾患活動性が変動することはしばしば観察されるが，多くは妊娠とともにやや改善し，出産後に増悪することが古くから知られてきた．この現象は，妊娠によって膠原病患者における制御性 T 細胞が増加し，出産とともに膠原病病態で主要な役割を果たす Th1 細胞や Th17 細胞が優位になると考えられ，免疫再構築の1つと考えることができる．出産後3〜6週ごろの母体の全血を刺激すると，妊娠時と比較して IL-12 産生が数倍にもなることや，出産後には母体の血中 IL-12 や TNF-α が上昇することが報告されている[21]．出産後に結核を発症するなどの現象も，免疫再構築に伴う潜在的感染の顕在化と考えられている．

おわりに

　本来，免疫は自己と非自己を区別して保護的にあるいは攻撃的になる精巧なメカニズムが備わっているが，膠原病をはじめとする自己免疫疾患は自己が免疫の攻撃対象となって発症する．免疫を抑制するような薬剤や事象の後に，免疫抑制の解除による急速な免疫の増幅が疾患増悪や組織障害をもたらす IRIS は，非常に多彩で，免疫を理解するうえで興味深い現象である．今後さらに基礎研究と臨床研究両面から，事象を解明することが重要である．

文　献

1) Müller M, Wandel S, Colebunders R, et al；IeDEA Southern and Central Africa：Immune reconstitution inflammatory syndrome in patients starting antiretroviral therapy for HIV infection：a systematic review and meta-analysis. *Lancet Infect Dis*, **10**(4)：251-261, 2010.

2) Sun HY, Singh N：Immune reconstitution inflammatory syndrome in non-HIV immunocompromised patients. *Curr Opin Infect Dis*, **22**(4)：394-402, 2009.

3) Pareja JG, Garland R, Koziel H：Use of adjunctive corticosteroids in severe adult non-HIV *Pneumocystis carinii* pneumonia. *Chest*, **113**(5)：1215-1224, 1998.

4) Kameda H, Tokuda H, Sakai F, et al：Clinical and radiological features of acute-onset diffuse interstitial lung diseases in patients with rheumatoid arthritis receiving treatment with biological agents：importance of Pneumocystis pneumonia in Japan revealed by a multicenter study. *Intern Med*, **50**(4)：305-313, 2011.

5) Akiyama M, Kaneko Y, Takeuchi T：Ground Glass Opacity with Mixed Consolidation on Chest Computed Tomography Reflects the Severe Condition of Pneumocystis Pneumonia in Association with a Poor Prognosis in Patients with Connective Tissue Diseases. *Intern Med*, **58**(23)：3379-3383, 2019.

6) Ota Y, Kaneko Y, Takeuchi T：Association between mortality and cytomegalovirus reactivation during remission induction therapy in patients with rheumatic diseases. *Clin Exp Rheumatol*, 2020.(in press)

7) Yoda Y, Hanaoka R, Ide H, et al：Clinical evaluation of patients with inflammatory connective tissue diseases complicated by cytomegalovirus antigenemia. *Mod Rheumatol*, **16**(3)：137-142, 2006.

8) Kato M, Atsumi T, Kurita T, et al : Hepatitis B virus reactivation by immunosuppressive therapy in patients with autoimmune diseases : risk analysis in hepatitis B surface antigen-negative cases. *J Rheumatol*, **38** : 2209-2214, 2011.

9) Mochida S, Nakao M, Nakayama N, et al : Nationwide prospective and retrospective surveys for hepatitis B virus reactivation during immunosuppressive therapies. *J Gastroenterol*, **51**(10) : 999-1010, 2016.

10) Harigai M, Mochida S, Mimura T, et al : A proposal for management of rheumatic disease patients with hepatitis B virus infection receiving immunosuppressive therapy. *Modern Rheumatology*, **24** : 1-7, 2014.

11) Pardoll DM : The blockade of immune checkpoints in cancer immunotherapy. *Nat Rev Cancer*, **12** : 252-264, 2012.

12) Inamo J, Kaneko Y, Takeuchi T : Inflammatory tenosynovitis and enthesitis induced by immune checkpoint inhibitor treatment. *Clin Rheumatol*, **37**(4) : 1107-1110, 2018.

13) Belkhir R, Burel SL, Dunogeant L, et al : Rheumatoid arthritis and polymyalgia rheumatica occurring after immune checkpoint inhibitor treatment. *Ann Rheum Dis*, **76**(10) : 1747-1750, 2017.

14) Cappelli LC, Gutierrez AK, Bingham CO 3rd, et al : Rheumatic and musculoskeletal immune-related adverse events due to immune checkpoint inhibitors : a systematic review of the literature. *Arthritis Care Res*, **69** : 1751-1763, 2017.

15) Richter MD, Crowson C, Kottschade LA, et al : Rheumatic Syndromes Associated With Immune Checkpoint Inhibitors : A Single-Center Cohort of Sixty-One Patients. *Arthritis Rheumatol*, **71**(3) : 468-475, 2019.

16) Brahmer JR, Lacchetti C, Schneider BJ, et al : National Comprehensive Cancer Network. Management of Immune-Related Adverse Events in Patients Treated With Immune Checkpoint Inhibitor Therapy : American Society of Clinical Oncology Clinical Practice Guideline. *J Clin Oncol*, **36**(17) : 1714-1768, 2018.

17) Schett G, Sticherling M, Neurath MF : COVID-19 : risk for cytokine targeting in chronic inflammatory diseases? *Nat Rev Immunol*, **20** : 271-272, 2020.

18) Collamer AN, Guerrero KT, et al : Psoriatic skin lesions induced by tumor necrosis factor antagonist therapy : a literature review and potential mechanisms of action. *Arthritis Rheum*, **59**(7) : 996-1001, 2008.

19) Akiyama M, Kaneko Y, Hanaoka H, et al : Acute kidney injury due to renal sarcoidosis during etanercept therapy : a case report and literature review. *Intern Med*, **54**(9) : 1131-1114, 2015.

20) Figueiredo AS, Schumacher A : The T helper type 17/regulatory T cell paradigm in pregnancy. *Immunology*, **148**(1) : 13-21, doi : 10.1111/imm.12595, 2016.
Erratum in : *Immunology*, **156**(2) : 213, 2019.

21) Elenkov IJ, Wilder RL, Bakalov VK, et al : IL-12, TNF-alpha, and hormonal hanges during late pregnancy and early postpartum : implications for autoimmune disease activity during these times. *J Clin Endocrinol Metab*, **86** : 4933-4938, 2001.

MB Derma, **305**：39-47，2021.

◆特集／免疫再構築症候群/irAE の学び方・診方

呼吸器を病変の場とする非 HIV 免疫再構築症候群
—呼吸器感染症を中心に—

藤田次郎*

Key words：非 HIV(non-HIV)，免疫再構築症候群(immune reconstitution inflammatory syndrome)，肺(lung)，呼吸器感染症(respiratory infection)，抗酸菌感染症(mycobacterial infection)，肉芽腫(granuloma)

Abstract 非 HIV 患者の免疫再構築症候群は近年，注目されつつある病態である．本症候群の病変の場は全身に及ぶと考えられるものの，今回，呼吸器を病変の場とする免疫再構築症候群について，特に呼吸器感染症に着目し，文献検索を実施した．PubMed にて immune reconstitution inflammatory syndrome & non-HIV をキーワードとし，英文で報告されたもののみを集めた．該当したのは，25 文献，41 症例であった．病原体の内訳は，抗酸菌感染症 20 例，ヒストプラスマ症 9 例，アスペルギルス症 5 例，クリプトコッカス症 5 例およびニューモシスチス肺炎 2 例であった．免疫再構築症候群の発症契機として，TNF-α 阻害薬使用に関連するものが 41 例中 26 例(63.4%)と多かった．また，自験例を紹介するとともに，呼吸器を病変の場とする非 HIV 免疫再構築症候群の病態，および治療方針について概説した．

はじめに

肺胞(肺毛細血管ネットワーク)の面積は130 m² であり，テニスコート(ダブルス)の面積 260.76 m²(約 79 坪)の約半分である．この広大な面積を利用して呼吸を行っている(図1)[1]．ある意味，外界と接する巨大な皮膚ととらえてもよいかもしれない．

呼吸器感染症の病態を考慮するに際して，生命の維持のために必須なガス交換の役割を担う呼吸器という臓器の特殊性を理解しておく必要がある．呼吸とは，大気から酸素を取り入れ，体内に生じた二酸化炭素を大気中に放出する営みである．そのために約 3 億個の肺胞は，約 70 m² の総表面積をもって大気と接しており，1 回に 500 mL，1 分間に約 7 L，1 日には 10,000 L もの大気を吸入する．ガス交換機能を担うことから，必然的に呼吸器は絶えず外界の大気中に含まれる病原微生物に曝され，結果的に様々な病原体による呼吸器感染症が惹起される．

本稿では，このように広大な面積を有する呼吸器を病変の場とする非免疫再構築症候群について，呼吸器感染症に焦点を絞って概説する．

非 HIV 免疫再構築症候群とは

免疫不全の進行した HIV 感染者に抗レトロウイルス療法(antiretroviral therapy；ART)を導入した後にみられる日和見感染症の発症，再燃，および増悪が本来の免疫再構築症候群(immune reconstitution syndrome；IRIS)の概念であった．1992 年に French らが抗 HIV 薬開始後早期に *Mycobacterium avium intracellulare* complex (MAC)症の増悪を認めた HIV 感染者を報告したのが第一報とされ[2]，その後，様々な病原体による免疫再構築症候群が数多く報告された[3]．また感染症だけでなく，カポジ肉腫や悪性リンパ腫といった悪性疾患や Graves 病など自己免疫性疾患

* Jiro FUJITA，〒903-0215 沖縄県中頭郡西原町字上原 207 琉球大学大学院感染症・呼吸器・消化器内科学，教授

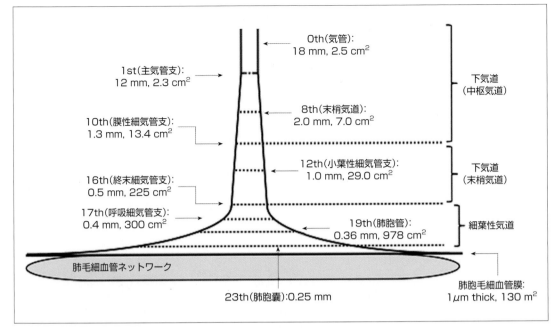

図 1. 気管支の分岐ごとの容積変化(文献 1 より引用,改変)
肺胞(肺毛細血管ネットワーク)の面積は 130 m^2 であり,テニスコート(ダブルス)の面積 260.76 m^2(約 79 坪)の約半分である.

も免疫再構築症候群として出現しうることが知られている[4].

　この免疫再構築症候群と同じ病態が,近年の生物学的製剤の急速な進歩により,AIDS 患者以外の様々な患者にも起こるようになってきた.すなわち生物学的製剤使用や臓器移植患者など,HIV 感染症以外の領域でも免疫再構築症候群が認識されるようになってきた[5)6].免疫再構築症候群による臓器障害は原疾患に対する治療の妨げになるため,その予防および対応は臨床上重要である.

　非 HIV 免疫再構築症候群とは,非 HIV 感染患者において免疫低下状態からの回復に伴い,従前から存在していたと想定される抗原や病原微生物に対する諸臓器の炎症性病態が数か月以内に顕在化したり,既に発症あるいは治療していた炎症性病態が明らかに増悪する臨床経過の総称である(図 2)[7].

非 HIV 免疫再構築症候群の診断基準(案)[7]

　Sueki らは,2011 年に非 HIV 感染者の免疫再構築症候群の診断基準を提案している[7].その内容を以下に示す.なお,主要項目すべてに該当し,除外項目すべてに該当しない場合,非 HIV 免疫再構築症候群と診断する[7].

【主要項目】

　1)HIV 陰性である.

　2)免疫低下状態からの回復に伴う病態である.

　3)-① 免疫回復前から存在が想定される抗原(薬物を含む)や病原微生物に対する炎症性病態の顕在化(unmasking).

　3)-② 既に発症していた,あるいは治療していた炎症性病態の増悪(paradoxical),の一方もしくは両方が認められる.

【除外項目】

　1)基礎疾患に対し適切な治療を行ったうえでの基礎疾患の想定内での増悪.

　2)基礎疾患に対する有効な治療の中止による基礎疾患の再燃・増悪.

　3)免疫低下状態回復後に新たに摂取された抗原や病原微生物による炎症性病態.

　<参考所見>

　・複数の炎症性病態が併発したり,続発することがある.

　・基礎疾患として自己免疫疾患,膠原病ならびに類縁疾患,悪性腫瘍,妊娠,薬剤性過敏症症候群などの重症薬疹が想定される.

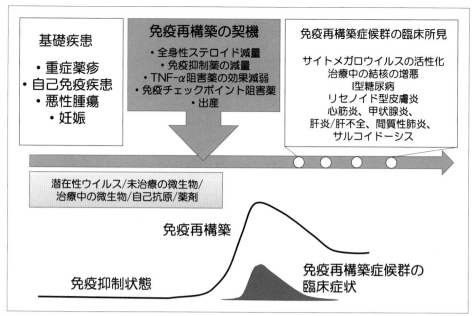

図 2. 非 HIV 患者で経験する免疫再構築症候群のイメージ図（文献 7 より引用，改変）
基礎疾患，免疫再構築の要因となる因子および免疫再構築症候群の臨床所見を模式図として示した．
免疫抑制状態から免疫再構築されている段階において，潜在性ウイルス，未治療の微生物，治療中の
微生物，自己抗原，または薬剤が刺激となり，免疫再構築症候群の臨床症状が出現する．

非 HIV 感染者の免疫再構築症候群の症例提示

非 HIV 免疫再構築症候群についての理解を深めるため，以下に自験例である，粟粒結核の症例とニューモシスチス肺炎の症例の臨床経過を提示する．

＜症例 1＞32 歳，男性（図 3）

主　訴：発熱，咳嗽

嗜好歴：喫煙 20 本/日×7 年間（禁煙中）

現病歴：7 年前にクローン病と診断され，インターフェロンγ遊離試験陰性と胸部 CT で異常がないことを確認のうえ，インフリキシマブによる治療を開始された（最終投与は入院の 3 週間前）．

1 週間持続する 38℃ 台の発熱，咳嗽と左胸水（図 3）のため 5 日前に近医を紹介受診．胸部 CT で左胸水に加え両側肺野に散在する粒状〜小結節影を認め，喀痰抗酸菌塗抹検査陽性，結核 PCR 陽性であったことから粟粒結核の診断で入院し抗結核薬（4 剤標準療法）を開始された．クローン病の加療も併せて行うために当院へ転院となった（治療 6 日目）．

入院時現症：身長 165 cm，体重 50 kg，BMI 18.4 kg/m²，意識清明，体温 36.5℃，血圧 90/60 mmHg，心拍数 76/min，SpO_2 97%（室内気），肺音清，心音正常，表在リンパ節腫大なし．

入院後経過（図 3）：炎症反応は軽度上昇，軽度の肝障害やアルブミンの低下を認めた．抗酸菌塗抹検査は喀痰と尿で，TB-PCR は喀痰と胸水で陽性であった．

単純写真では肺野病変ははっきりしないものの，左胸水を認めた（図 3）．入院 5 日前の前医での胸部 CT の肺野条件では，両肺野に粟粒よりやや大きめの辺縁明瞭な小粒状影が，胸膜直下など気道散布とは異なる分布で散在しており粟粒結核が示唆された．

前医では入院日以降は解熱しており，当院入院後も発熱は認めなかった．しかし入院 1 週間（治療 2 週間）ごろから 38℃ 前後の発熱を認めるようになり，薬剤熱を疑い標準療法を一時中断したものの，その後も 40℃ 台の発熱が持続した．

生物学的製剤使用中の粟粒結核であったことから免疫再構築症候群を疑い，標準治療を再開の後，入院 19 日目（治療開始後 24 日目）より全身ステロイド投与を開始した．開始 3 日後には解熱が

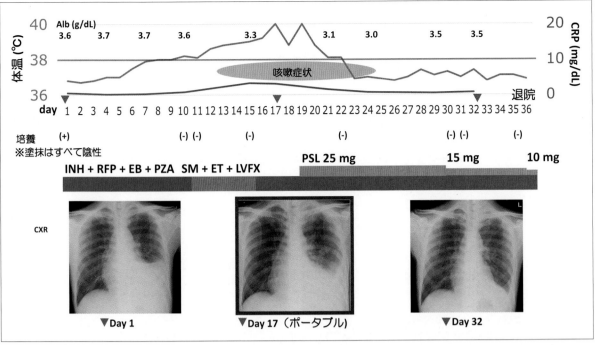

図 3. 症例 1：32 歳，男性．インフリキシマブ治療後に免疫再構築症候群を生じた粟粒結核の 1 例
INH：isoniazid, RFP：rifampicin, EB：ethambutol, PZA：pyrazinamide, SM：streptomycin,
ET：ethionamide, LVFX：levofloxacin, PSL：prednisolone

得られ，胸水も減少し全身状態は速やかに改善した．排菌も入院時以降認めておらず，入院 36 日で退院した．インフリキシマブ中止後に免疫再構築症候群を生じた粟粒結核の症例と考えられた．

＜症例 2＞ 55 歳，男性（図 4）[8]

主　訴：4 日前からの発熱と乾性咳嗽，呼吸困難

既往歴：25 歳：慢性腎不全（原因は詳細不明），48 歳：透析導入，54 歳：夫婦間血液型不適合生体腎臓移植（腎移植後にサイトメガロウイルス抗原が陽性でガンシクロビル投与歴あり）．

現病歴：3 か月前に腎移植後，当院泌尿器外来でシクロスポリン 120 mg/日，ミコフェノール 250 mg/日，メチルプレドニゾロン 4 mg/日を内服されていたが，その間，スルファメトキサゾール・トリメトプリム（ST：sulfamethoxazole-trimethoprim）合剤の予防内服はされていなかった．来院 4 日前より 38℃台の発熱，3 日前より乾性咳嗽と呼吸困難が出現し，症状が増悪したため当院救急部を受診．来院時に SpO_2 83%（room air）の低酸素血症があり，胸部 X 線でびまん性のすりガラス陰影，胸部 CT では地図状のすりガラス陰影

を認め，血液検査で β-D-グルカン値の著明な上昇（2,504 pg/mL）が認められた．そのためニューモシスチス肺炎（*Pneumocystis jirovecii* pneumonia；PCP）が疑われ，当院泌尿器科に入院となった．

入院時現症：身長 161.3 cm，体重 51.3 kg，BMI 19.7 kg/m²，体温 38.0℃，脈拍 87 回/分（整），呼吸数 20 回/分，血圧 120/80 mmHg，SpO_2 95%（経鼻酸素 4 L/分），意識清明，口腔内白苔なし，頸部の表在リンパ節は触知せず，胸部では wheeze，crackle などの雑音を聴取せず．

入院時検査所見：白血球 13,800/μL と高値を認めた．血清で CRP 11.9 mg/dL と炎症反応の高値を認め，KL-6 は 353 U/mL と正常範囲であったものの，β-D-グルカンが 2,504 pg/mL と著明に高値を示した．Cytomegalovirus 抗原や HIV 抗体，human T-lymphotropic virus type-1（HTLV-1）抗体はすべて陰性であった．動脈血液ガスは経鼻 3 L/分吸入下で pH 7.48，PaO_2 79 Torr，$PaCO_2$ 33 Torr，HCO_3^- 24 mmol/L と呼吸性アルカローシスの状態であった．

胸部 X 線では両側びまん性にすりガラス陰影

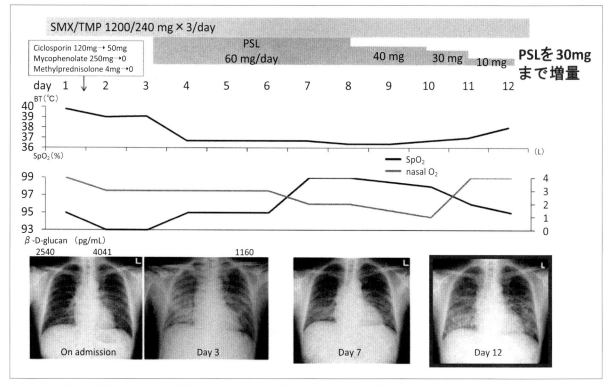

図 4. 症例 2：55 歳, 男性. 治療経過中に再増悪を認めた腎移植後のニューモシスチス肺炎の 1 例
（文献 8 より引用, 改変）
SMX/TMP：sulfamethoxazole-trimethoprim, PSL：prednisolone

を認め, 胸部 CT では地図状のすりガラス陰影を
認め, 胸膜直下では正常肺が保たれており, 小葉
間隔壁の肥厚も認めた.

　入院後経過（図 4）：入院時から ST 合剤 1,200/
240 mg×3/日を開始した. 入院 2 日目, 主治医に
よりシクロスポリンは 120 mg/日から 50 mg/日
へ減量, ミコフェノール 250 mg/日は中止, メチ
ルプレドニゾロン 4 mg/日も中止された（図 4）.

　入院 2 日目に気管支鏡検査を施行し, 気管支肺
胞洗浄液のグロコット染色でニューモシスチスの
嚢子を認め, PCP の確定診断となった. ST 合剤
投与後, SpO₂ の低下と胸部 X 線で両側すりガラス
陰影の悪化が認められたため, 入院 3 日目よりプ
レドニン® 60 mg/日を併用したところ, 酸素必要
量の減少と SpO₂ の上昇, 胸部 X 線上も改善傾向
が認められたため, プレドニン® の漸減を行った.

　しかし, 入院 12 日目に経鼻酸素 4 L/分で SpO₂
99%, 胸部 X 線で両側肺野のすりガラス陰影が再
増悪し, 当科紹介となった. 急激なステロイドの
減量が増悪の要因と判断し, 当科転科後にプレド

ニン® 30 mg/日へ増量したところ, 酸素化は改善
し, 胸部 X 線上もすりガラス陰影は消退傾向と
なった. 入院 21 日目にステロイドはメチルプレド
ニゾロン 4 mg/日の維持量へ変更となった. その
後も呼吸困難や低酸素血症などは認めず, ST 合
剤の予防内服を導入し, 入院 23 日目に退院となっ
た. 腎移植後のニューモシスチス肺炎の 1 例であ
るが, 免疫抑制剤の減量, 中止およびステロイド
の減量が契機となり, 治療経過中に再増悪を認め
たと考察した[8].

呼吸器を病変の場とする
非 HIV 免疫再構築症候群の文献検索（表 1）[9]~[12]

　呼吸器感染症に限定して, 呼吸器を病変の場と
する非 HIV 免疫再構築症候群を文献検索した.
PubMed にて immune reconstitution inflamma-
tory syndrome & non-HIV をキーワードとし,
英文で報告されたもののみを集めた. この表は,
既に筆者が報告している総説でまとめたもの[9]
に, 新たに追加した文献から 4 症例[10]~[12]を追加し

表 1. 呼吸器を病変の場とする non-HIV 免疫再構築症候群の英文症例報告のまとめ（文献 9 より引用，改変）

Cases	著者（報告年）	年齢・性別	肺病変の種類	基礎疾患	契機	免疫再構築症候群の治療	転帰
1	Asano (2000)	29 歳・女性	結核	腎移植	リファンピシンによるシクロスポリンの濃度低下	なし	改善
2	Garcia Vidal (2005)	49 歳・女性	結核	関節リウマチ	インフリキシマブ	外科手術	改善
3	Garcia Vidal (2005)	48 歳・女性	結核	関節リウマチ	インフリキシマブ	外科手術	改善
4	Garcia Vidal (2005)	56 歳・男性	結核	強直性脊椎炎	インフリキシマブ	ステロイド	改善
5	Garcia Vidal (2005)	21 歳・男性	結核	クローン病	インフリキシマブ	NSAID**	改善
6	Belknap (2005)	73 歳・女性	結核	関節リウマチ	インフリキシマブ	なし	改善
7	Arend (2007)	24 歳・男性	結核	クローン病	インフリキシマブ	なし	改善
8	Place (2007)	28 歳・女性	結核	心・肺移植	ステロイド・免疫抑制剤の減量・中止	ステロイド	改善
9	Wallis (2009)	29 歳・女性	結核	関節リウマチ	アダリムマブ	ステロイド	改善
10	Yoon (2009)	38 歳・男性	結核	クローン病	インフリキシマブ	外科手術	改善
11	Szerszen (2009)	70 歳・男性	結核	関節リウマチ	インフリキシマブ	ステロイド	改善
12	Melboucy-Belkhir (2010)	56 歳・女性	結核	強直性脊椎炎	インフリキシマブ	ステロイド＋外科手術	改善
13	Troncoso Mariño (2010)	44 歳・男性	結核	強直性脊椎炎	インフリキシマブ	ステロイド	改善
14	Rivoisy (2011)	68 歳・女性	結核	クローン病	アダリムマブ	なし	改善
15	Dahya (2014)	36 歳・男性	結核	サルコイドーシス	アダリムマブ	ステロイド	改善
16	Miyoshi (2017)	78 歳・男性	結核	関節リウマチ	インフリキシマブ	ステロイド	死亡
17	Takata (2019)	75 歳・男性	結核	肺非小細胞癌	ニボルマブ	ステロイド	改善
18	Hachisu (2019) *	58 歳・男性	結核	クローン病	アダリムマブ	記載なし	記載なし
19	Hachisu (2019) *	36 歳・男性	結核	クローン病	インフリキシマブ	TNF-α 阻害薬継続	記載なし
20	Takazono (2014) *	68 歳・男性	非結核性抗酸菌症	再発性多発軟骨炎	アダリムマブ	ステロイド	改善
21	Jazwinski (2009)	23 歳・男性	ヒストプラスマ症	腎移植	ステロイド減量	なし	改善
22	Hage (2010)	66 歳・女性	ヒストプラスマ症	サルコイドーシス	インフリキシマブ	なし	改善
23	Hage (2010)	46 歳・男性	ヒストプラスマ症	関節リウマチ	アダリムマブ	なし	改善
24	Hage (2010)	8 歳・女性	ヒストプラスマ症	若年性関節リウマチ	エタネルセプト	TNF-α 阻害薬再開	改善
25	Hage (2010)	50 歳・男性	ヒストプラスマ症	関節リウマチ	インフリキシマブ	TNF-α 阻害薬再開	改善
26	Hage (2010)	60 歳・女性	ヒストプラスマ症	クローン病	インフリキシマブ	なし	改善
27	Hage (2010)	46 歳・男性	ヒストプラスマ症	クローン病	インフリキシマブ	TNF-α 阻害薬再開	改善
28	Hage (2010)	22 歳・女性	ヒストプラスマ症	クローン病	インフリキシマブ	なし	改善
29	Hage (2010)	28 歳・女性	ヒストプラスマ症	クローン病	アダリムマブ	なし	改善
30	Singh (2013)	記載なし	アスペルギルス症	肺移植	カルシニューリン阻害剤の減量	ステロイド	死亡
31	Singh (2013)	記載なし	アスペルギルス症	肺移植	カルシニューリン阻害剤の減量	なし	改善
32	Singh (2013)	記載なし	アスペルギルス症	肺移植	カルシニューリン阻害剤の減量	なし	改善
33	Belknap (2013)	記載なし	アスペルギルス症	肺移植	カルシニューリン阻害剤の減量	ステロイド	死亡
34	Singh (2013)	記載なし	アスペルギルス症	肺移植	カルシニューリン阻害剤の減量	なし	死亡
35	Singh (2005)	57 歳・男性	クリプトコッカス症	肝移植	免疫抑制剤の変更	なし	改善
36	Singh (2005)	65 歳・男性	クリプトコッカス症	腎移植	免疫抑制剤の減量・中止	なし	死亡
37	Narayanan (2011)	79 歳・女性	クリプトコッカス症	重症筋無力症	ステロイド減量	ヒドロキシクロロキン	改善
38	Kao (2013)	45 歳・男性	クリプトコッカス症	慢性腎臓病	血液透析	ステロイド	改善
39	Takazono (2016) *	35 歳・男性	クリプトコッカス症	クローン病	インフリキシマブ	抗真菌薬	改善
40	Otahbachi (2007)	75 歳・女性	ニューモシスチス肺炎	慢性リンパ性白血病	アレムツズマブ	ステロイド	改善
41	Tabata (2017)	70 代半ば	ニューモシスチス肺炎	血管免疫芽球性T細胞リンパ腫	悪性T細胞の一過性増殖	化学療法	死亡

*既報の論文（文献 9）に新たな追加した症例（文献 10～12 より），**non-steroidal anti-inflammatory drug

図 5.
結核における肉芽腫形成での TNF 阻害薬が与える影響
（文献 13 より引用，改変）
結核の初期反応において，T cell receptor（TCR）$\alpha\beta$ 陽性
マクロファージが集簇し，周囲の T 細胞とともに肉芽腫
を形成する．TNF 阻害薬は，TCR$\alpha\beta$/chemokine（C-C
motif）ligand 2（CCL2）を抑制することで肉芽腫の形成を
阻害し，肉芽腫を構成する細胞が離反する．

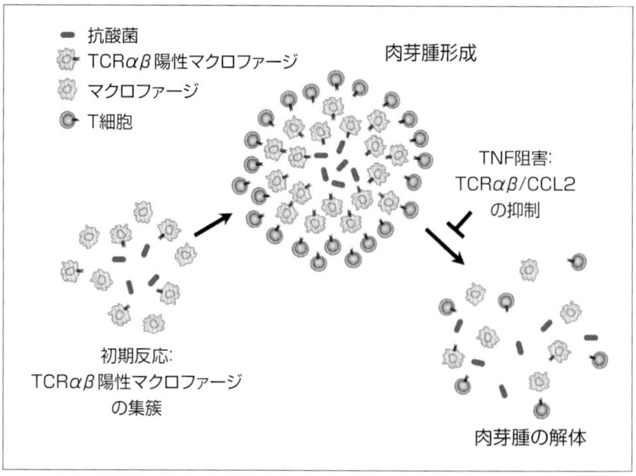

たものである．

　関連する病原体としては，結核が 19 症例，非結核性抗酸菌症が 1 例で抗酸菌感染症が 20 症例を占める[9]~[12]．次いでヒストプラズマ症 9 例，アスペルギルス症 5 例，クリプトコッカス症 5 例などの真菌感染症が多い．症例提示したニューモシスチス肺炎も 2 症例報告されている[9]~[12]．

　免疫再構築症候群の発症契機として，tumor necrosis factor-α（TNF-α）阻害薬に関連するものが 41 例中 26 例（63.4%）と多かった．また臓器移植症例での免疫抑制剤，またはステロイドの用量調整に関連するものが 9 例（22.0%）あった．なお，ニボルマブ使用に関連する 1 症例があった（表1）[9]~[12]．

非 HIV 免疫再構築症候群の病態[13][14]

　表1に示すように，非 HIV 免疫再構築症候群としての呼吸器感染症として肺結核の症例が多いので，肺結核における肉芽腫形成を考慮しつつ，その病態を探りたい．TNF-α に対する抗体が開発され，この抗体で TNF-α の機能を抑制すると関節リウマチ，またはクローン病などの症状を劇的に改善できることが示された．同時に結核菌を抑えていた TNF-α がなくなることで，肉芽腫の形成が抑制されることになる（図5）[13]．

　潜伏していた結核菌が再び増殖することで症状が出現した場合，抗結核薬を投与する．この際，免疫を抑制している TNF-α 阻害薬を中止すると，宿主の免疫システムが回復するので結核菌に対する攻撃がより激しくなる．その結果，免疫再構築症候群としての臨床症状が出現する．このような考え方に立つと，仮に肺結核が発症したとしても，TNF-α 阻害薬を継続することが好ましい場合があるという提案がなされている（表1）[9]．

　癌治療薬として登場した免疫チェックポイント阻害薬でも同じことがいえる．癌細胞は宿主の免疫システムによる攻撃から逃れるために免疫を抑制する蛋白質（PD-L1）を出していた．そこで，この PD-L1 経路をブロックする免疫チェックポイント阻害薬を投与すると，宿主の免疫が再び活性化し，癌細胞を攻撃するようになる．一方で，活性化した宿主の免疫システムが肺結核の臨床症状の増悪をきたすことがある（表1の症例17）[9]．

　同じ病原体による感染症であっても，宿主の免疫状態により，その臨床症状は大きく異なることがある[14]．MAC は，自然界の土壌，水系，塵埃に広く存在することから，ヒトや動物は，環境中から病原体を経口摂取，あるいは菌体を含むエアロゾルとして吸入することにより感染する[15][16]．ただし健常人においては，生体内に侵入した菌は排除されるか，限局された呼吸器病変を形成するにすぎない．しかしながら，既存の肺病変または気道病変を有するなど局所の免疫応答が低下した宿主では，呼吸器病変が形成されると考えられている[17][18]．一方，AIDS 患者では経気道ではなく，腸管粘膜からも感染すると推定されている[19]．

　我々はこれまで肺非結核性抗酸菌症の画像所見と病理所見との解析を蓄積した結果，病原体の病

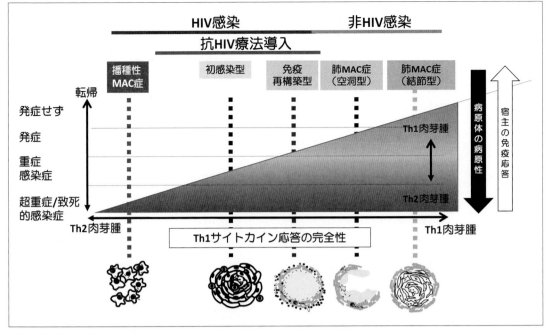

図 6. 肺非結核性抗酸菌症の多彩な臨床像と宿主の免疫能（文献 14 より引用，改変）
病原体の病原性と宿主の免疫応答の強弱により，様々な病理所見（すなわち画像所見）が形成される．
すなわち，HIV 感染患者に認められるような播種性 MAC 症は最も重症の病型となる．右に進めば進
むほど（Th1 型の炎症が主体となる），宿主の免疫能は高くなり，きちんとした肉芽腫を形成できるよ
うになる．逆に左に進むほど（Th2 型の炎症が主体となる），病原体に対する肉芽腫反応が形成されに
くく滲出性の病巣を形成することになる．

原性と宿主の免疫応答の強弱により，様々な病理
所見（画像所見）が形成されることを示してきた
（図 6）[14]．すなわち，HIV 感染患者に認められる
ような播種性 MAC 症は最も重症の病型とな
る[14]．また図 6 において，右に進めば進むほど宿
主の免疫能は高まり，きちんとした肉芽腫を形成
できるようになる[14]．逆に左に進むほど，病原体
に対する肉芽腫反応が形成されにくく滲出性の病
巣を形成することになる[14]．

このような状態に TNF-α 阻害薬が加わると，
同じ宿主において，TNF-α 阻害薬の投与中は，
この図の左側に移動することになり，TNF-α 阻
害薬の中止により，この図の右側に移動すること
になる．このような免疫状態の急速な変動が免疫再
構築症候群の症状出現の病態を説明すると考える．

非 HIV 免疫再構築症候群の治療[9]

従来の感染症の治療は，病原体，宿主の免疫状
態および抗微生物薬の 3 つを考慮して行ってき
た．非 HIV 免疫再構築症候群においては，この 3

つに加えて宿主の免疫状態の急速な変動を考慮す
る必要がある．この概念を理解することで，呼吸
器感染症の治療方針は変化する．

感染症治療では，免疫が抑制されてしまうから
ステロイドを使っていけないとか，ステロイドを
使うと感染症にかかりやすくなると考えられてき
た．感染症ではあるものの，ステロイドを使用す
ると死亡率および臨床症状が改善する疾患群があ
る[20]．その一例が髄膜炎で，髄膜炎によって起こ
る脳の浮腫，すなわち炎症を抑えるためにステロ
イドを使うことで死亡率が低下する[20]．また肺結
核において，抗結核薬を投与すると初期悪化とい
う現象を観察することがあるのは，死滅しつつあ
る結核菌に対して免疫システムが過剰に反応する
ためであると考えられている．

このような観点から，非 HIV 免疫再構築症候群
としての呼吸器感染症の治療に際して，ステロイ
ドの全身投与が用いられており（表 1），また前述
したように TNF-α 阻害薬を継続，または再開す
るという治療法も用いられている（表 1）．

おわりに

　呼吸器を病変の場とする非免疫再構築症候群に関して，呼吸器感染症を中心に，自験例および文献のまとめを紹介した．この疾患概念を理解することで，治療方針が変更することに留意すべきである．

文　献

1) Yamaguchi K, Tsuji T, Aoshiba K, et al：Anatomical backgrounds on gas exchange parameters in the lung. *World J Respirol*, **9**：8-29, 2019.

2) French MA, Mallal SA, Dawkins RL：Zidovudine-induced restoration of cell-mediated immunity to mycobacteria in immunodeficient HIV-infected patients. *AIDS*, **6**：1293-1297, 1992.

3) French MA, Prince P, Stone SF：Immune restoration disease after antiretroviral therapy. *AIDS*, **18**：1615-1625, 2004.

4) Sharma SK, Soneja M：HIV & immune reconctitution inflammatory syndrome(IRIS). *Indian J Med Res*, **133**：866-877, 2011.

5) Gupta M, Jafri K, Sharim R, et al：Immune reconstitution inflammatory syndrome associated with biologic therapy. *Curr Allergy Ashtma Rep*, **15**：499, doi：10.1007/s11882-014-0499-4, 2015.

6) Sun HY, Singh N：Opportunistic infection-associated immune reconstitution syndrome in transplant recipients. *Clin Infect Dis*, **53**：168-176, 2011.

7) Sueki H, Mizukawa Y, Aoyama Y：Immune reconstitution inflammatory syndrome in non-HIV immunosuppressed patients. *J Dermatol*, **45**：3-9, 2018.

8) 平井　潤，原永修作，照屋宏充ほか：治療経過中に再増悪を認めた腎移植後のニューモシスチス肺炎の1例．日呼吸会誌，**49**：365-370，2011.

9) Fujita J：Immune reconstitution inflammatory syndrome in the lung in non-human immunodeficiency virus patients. *Respir Investig*, **58**：36-44, 2020.

10) Hachisu Y, Koga Y, Kasama S, et al：Treatment with tumor necrosis factor-α inhibitors, history of allergy, and hypercalcemia are risk factors of immune reconstitution inflammatory syndrome in HIV-negative pulmonary tuberculosis patients. *J Clin Med*, **9**：96, 2019.

11) Takazono T, Nakamura S, Imamura Y, et al：Paradoxical response to disseminated non-tuberculosis mycobacteriosis treatment in a patient receiving tumor necrosis factor-α inhibitor：a case report. *BMC Infect Dis*, **14**：114, 2014.

12) Takazono T, Sawai T, Tashiro M, et al：Relapsed pulmonary cryptococcosis during tumor necrosis factor α inhibitor treatment. *Intern Med*, **55**：2877-2880, 2016.

13) Beham AW, Puellmann K, Laird R, et al：A TNF-regulated recombinatorial macrophage immune receptor implicated in granuloma formation in tuberculosis. *PLoS Pathog*, **7**：e1002375, 2011.

14) 藤田次郎，日比谷健司，比嘉　太ほか：【非結核性抗酸菌症の進歩】非結核性抗酸菌症の画像と病理．*THE LUNG perspectives*, **22**：34-39, 2014.

15) Wendt SL, George KL, Parker BC, et al：Epidemiology of infection by nontuberculous *Mycobacteria*. Ⅲ. Isolation of potentially pathogenic mycobacteria from aerosols. *Am Rev Respir Dis*, **122**：259-263, 1980.

16) Meissner PS, Falkinham JO 3rd：Plasmid DNA profiles as epidemiological markers for clinical and environmental isolates of *Mycobacterium avium*, *Mycobacterium intracellulare*, and *Mycobacterium scrofulaceum*. *J Infect Dis*, **153**：325-331, 1986.

17) Inderlied CB, Kemper CA, Bermudez LE：The *Mycobacterium avium* complex. *Clin Microbiol Rev*, **6**：266-310, 1993.

18) Field SK, Cowie RL：Lung disease due to the more common nontuberculous mycobacteria. *Chest*, **129**：1653-1672, 2006.

19) Griffith DE, Aksamit T, Brown-Elliott BA, et al：An official ATS/IDSA statement：diagnosis, treatment, and prevention of nontuberculous mycobacterial diseases. *Am J Respir Crit Care Med*, **175**：367-416, 2007.

20) McGee S, Hirschmann J：Use of corticosteroids in treating infectious diseases. *Arch Intern Med*, **168**：1034-1046, 2008.

MB Derma, 305：48-54, 2021.

◆特集／免疫再構築症候群／irAE の学び方・診方

肺がん治療における irAE の病態と対処法

田中　徹* 久保田　馨**

Key words：免疫チェックポイント阻害薬（immune checkpoint inhibitor），PD-1 阻害薬（anti-PD-1），PD-L1 阻害薬（anti-PD-L1），免疫関連有害事象（immune-related adverse event；irAE），肺がん（lung cancer）

Abstract　免疫チェックポイント阻害薬を用いたがん免疫療法は肺がん診療に大きな影響を与えている．安全性や忍容性は比較的良好で，良好な長期成績も報告されている反面，これらの薬剤特有の免疫関連有害事象（irAE）が臨床的に問題である．irAE の発現時期，罹患臓器の予測は困難であり，頻度は低いものの重篤化し致死的となった例も報告されている．一方，irAE を発症した患者においては高い抗腫瘍効果が得られる可能性も報告されている．irAE に対しては，鑑別診断や重症度の評価を行ったうえで，薬剤の中止や副腎皮質ステロイドを主体とした免疫抑制薬を検討する．本稿では，肺がん治療における irAE の機序，診断，予測因子，治療法など現在のコンセンサスを概説する．

はじめに

Programmed cell death protein 1/programmed death-ligand 1（PD-1/PD-L1）阻害薬や cytotoxic T-lymphocyte antigen 4（CTLA-4）阻害薬に代表される免疫チェックポイント阻害薬（immune checkpoint inhibitor；ICI）は，肺がん治療のパラダイムシフトをもたらした．これらの薬剤は，非小細胞肺がん患者における初回治療，二次治療，さらには化学放射線治療後の維持療法において，標準治療と比較して全生存期間の延長効果が確認されている．さらには，進展型小細胞肺がんにおいても長く標準治療であったプラチナ併用療法に ICI を上乗せし，無増悪生存期間，全生存期間の延長が示されている．

　一方，従来の細胞障害性抗悪性腫瘍薬や分子標的薬ではみられなかった免疫関連有害事象

（immune-related adverse event；irAE）が発現する．間質性肺疾患（interstitial lung disease；ILD），内分泌障害，腸管障害，肝障害，皮膚障害など様々な irAE が報告されている（表1）．これまでのがん薬物療法の副作用とは異なり，多彩な症状が出現し，発現時期の予測も困難である．irAE は稀に致死的になり，患者の生活に影響を与える症状が持続することが多く，適切な診断と速やかな対処が必要である．この総説では，主に肺がん治療における irAE に関わる現在のコンセンサスを概説する．

免疫関連有害事象の発生機序

　免疫チェックポイント分子は，活性化CD8陽性T細胞（細胞傷害性 T 細胞）や CD4 陽性 T 細胞に発現し，本来，免疫反応の恒常性を維持する役割を担っている．自己抗原に対する末梢性免疫寛容の成立と，その破綻の結果生じる自己免疫疾患の発症にも関わっている．irAE の発症機序は完全に解明されていないが，いくつかの有害事象ではその機序を示唆する報告がなされている[1]．その

* Toru TANAKA, 〒113-8603 東京都文京区千駄木 1-1-5　日本医科大学大学院医学研究科呼吸器内科学分野, 助教
** Kaoru KUBOTA, 同, 教授

表 1. 主な irAE の種類

部　位	主な病態
肺	間質性肺疾患
肝・胆・膵	肝機能障害，自己免疫性肝炎，硬化性胆管炎
消化管	大腸炎，小腸炎，重度の下痢，消化管穿孔
内分泌系	下垂体機能障害，甲状腺機能障害，副腎機能障害，1 型糖尿病
心・血管系	心筋炎，血管炎
腎	間質性腎炎，自己免疫性糸球体腎炎
神経・筋・関節	脳炎，無菌性髄膜炎，脊髄炎，ギラン・バレー症候群，重症筋無力症，多発筋炎
皮　膚	重度の皮膚障害
その他	血小板減少性紫斑病，無顆粒球症，血球貪食症候群，溶血性貧血

なかで想定されている irAE の主な機序として，①腫瘍と自己抗原に反応する CD8 陽性 T 細胞の活性化による直接障害(例：心筋炎)，②既に存在していた自己抗体の増加による抗体介在性の免疫反応(例：甲状腺機能障害)，③炎症性サイトカインの増加(例：大腸炎)，④CTLA-4 抗体がCTLA-4 に結合することによって起こる補体を介する炎症の増強(例：下垂体炎)などが挙げられている．自己の認識に関わる human leukocyte antigen(HLA)のうち，特に CD8 陽性 T 細胞活性化の主刺激シグナルに関わる class I 抗原は全身の正常組織のほぼすべてに発現していることから，理論上，irAE はすべての臓器・器官に生じうる．近年では，irAE の病態は進行したがんや抗がん剤による免疫不全状態から ICI による免疫能の回復および強化が主因であるという観点から，irAE は非 HIV 免疫再構築症候群の概念に含まれるとの考えもある[2]．

免疫関連有害事象の診断

irAE への適切な対応には，正確な診断が重要である．ICI 治療中に臓器特異的な症状や検査所見(例えば呼吸困難，下痢・腹痛，肝酵素上昇，皮疹など)を呈した場合は，臓器障害の推定は比較的容易である．障害部位が特定できている場合，次は同様の障害をきたしうる病態，主に①がん自体の進行，②併用薬による有害事象，③感染症，との鑑別が重要となる．例えば irAE としての ILD の鑑別には，①腫瘍の肺転移や癌性リンパ管症，②併用薬剤(細胞障害性抗がん薬など)に

よる薬剤性肺障害，③日和見感染，が挙げられる．

一方，発熱，倦怠感，意識障害など臓器非特異的な所見は診断に苦慮することがあり，その場合はより系統的な鑑別診断を要する．irAE はときに致死的となりうるため，特に重症例においては障害臓器部位に応じて様々な診療科との速やかな連携が必要不可欠である．

免疫関連有害事象の時期

irAE の発症部位により好発時期は異なる．一般的に ICI 治療開始後の数週～数か月以内に起こることが多いが，長期投与中や ICI 中止後などいつでも発症しうる．そのなかで，皮膚障害や消化器毒性は比較的早期に発生する傾向があるとされている．ICI 長期投与例では irAE に対する意識が低下してくるため，注意が必要である．

免疫関連有害事象の予測因子

irAE 発症の予測因子として，治療前の自己抗体との関連が複数報告されている．ニボルマブないしペムブロリズマブによる治療を受けた非小細胞肺がん患者を対象とした解析では，治療前の自己抗体(リウマチ因子，抗核抗体，甲状腺自己抗体)の存在，特にリウマチ因子と irAE の発症が有意に関連していることが示されている[3]．また，ペムブロリズマブを投与された非小細胞肺がん患者を対象とした別の解析では，甲状腺自己抗体陽性例において甲状腺機能障害の出現割合が高いことも示唆されている[4]．さらには irAE の早期発見のマーカーとして，末梢血の白血球分画との関連

がいくつか報告されている．ICI を使用した固形がん 167 例（肺がん 32% を含む）における後方視解析では，ベースラインのリンパ球数が多いと，irAE 発症リスクが高いことが示されている[5]．しかしながら，irAE 予測因子のバイオマーカーにはいまだ確立したものはなく，大規模な包括的研究が必要である．

免疫関連有害事象と抗腫瘍効果との関連

irAE の発症自体が ICI による免疫系の活性化を反映していることから，irAE 発症例においてより高い抗腫瘍効果が認められることは予想できる．これまで非小細胞肺がんを対象とした研究において，irAE の発症が治療効果と相関することが複数報告されている[6]．さらに，非小細胞肺がん患者を対象とした後方視解析では，irAE のなかでもILD の発症例は特に良好な治療効果が得られたとの報告もある[7]．irAE を発症した患者においては高い抗腫瘍効果が得られる可能性があり，早期発見と適切な対応が，ICI 効果の最大化に繋がる．

免疫学的有害事象の治療法

各臓器における irAE の治療は重症度により異なるため，まずは重症度を Common Terminology Criteria for Adverse Events（CTCAE）v5.0 を用いて grade 分類をすることが重要である．一般的には ICI の休薬・中止および副腎皮質ステロイドによる短期的な免疫抑制治療が主体となる．原則として grade 2 であれば ICI を休薬したうえで経過観察し，改善がなければプレドニゾロン換算 0.5〜1.0 mg/kg 程度の治療導入を，grade 3 以上であれば ICI を休薬のうえでプレドニゾロン換算 1.0〜2.0 mg/kg 程度の治療導入を行う場合が多い（詳細は各治療薬の適正使用ガイドラインや，日本臨床腫瘍学会発行のがん免疫療法ガイドライン[8]など参照）．再燃を防ぐため，原則ステロイドの漸減は週単位で行い，合計 4 週間以上かける．

ステロイド治療抵抗例には免疫抑制薬の追加投与が検討される．それぞれの有害事象により推奨される免疫抑制薬が異なり，例として，肝障害に対するミコフェノール酸モフェチルや大腸炎に対するインフリキシマブなどが挙げられる．これらの薬剤はエビデンスが限られているほか，現時点では我が国での保険適用がないなどに注意が必要である．

主な免疫学的有害事象（臓器別）

非小細胞肺がんに対するニボルマブの国内市販後調査によると[9]，有害事象のうち頻度の高いものから，ILD（9.1%），甲状腺機能障害（8.7%），肝障害（7.8%），infusion reaction（5.4%），大腸炎／重度の下痢（5.3%）と報告されている．また，全がん種を対象とした systematic review では，全 grade の irAE は PD-1/PD-L1 阻害薬において ILD，甲状腺機能障害が多く，一方で CTLA-4 阻害薬において大腸炎，下垂体炎，皮疹の頻度が高かったとされた[10]．がん種間での比較では，悪性黒色腫では非小細胞肺がんと比べて大腸炎／下痢と皮疹が多かった一方で，ILD が少なかったとされた．

ICI により致死的となった irAE の内訳として，全がん種（非小細胞肺がん 28% を含む）を対象とした systematic review では，PD-1/PD-L1 阻害薬で ILD（35%），肝障害（22%），大腸炎（17%），神経系障害（15%）が主な原因であり，一方 CTLA-4 阻害薬で腸炎（70%），PD-1/CTLA-4 併用では腸炎（37%），心筋炎（25%）が報告されており[11]，これらの有害事象に対しては特に慎重な対応が求められる．

以下に主な irAE の特徴と対応策を述べる．

1．間質性肺疾患（interstitial lung disease；ILD）

一般的に ICI による ILD の頻度は報告によって様々であるが，上述の非小細胞肺がんに対するニボルマブの国内市販後調査では，3,297 例において全 grade の発症は 9.1%，grade 3 以上は 3.9% と，実地臨床における患者集団では臨床試験より ILD の発症リスクが高いことが示された[9]．発症

までの期間中央値は 50 日(2〜246 日)であり，75歳以上，背景肺の異常陰影，二次治療などが発症リスク因子として抽出されている[12]．PD-1/PD-L1 阻害薬による ILD は他の薬剤性 ILD に比較し，予後の良い cryptogenic interstitial pneumonia(COP)パターンが多く，休薬や副腎皮質ステロイドにより改善する例が大半である．一方，acute interstitial pneumonia(AIP)/acute respiratory distress syndrome(ARDS)パターンを呈する一部の患者では致死的になり得るため，早期診断および対処が重要である．発熱，乾性咳嗽，呼吸困難，経皮的酸素飽和度の低下などから ILD が疑われた際は，まずは HRCT などの画像評価を速やかに行う必要がある．画像上は感染症(特にニューモシスチス肺炎やウイルス性肺炎など)との鑑別を要することが多く，気管支鏡検査，各種培養・核酸増幅検査，ウイルス抗原・抗体検査，血清 β-D グルカンなどを積極的に行ったうえで総合的に診断する．詳細は日本呼吸器学会から発刊されている「薬剤性肺障害の診断・治療の手引き 第 2 版」[13]を参考にされたい．

ILD の治療は原因薬剤である ICI の中止が原則であり，さらに重症度に応じて副腎皮質ステロイドの適応を慎重に判断する．具体的な指針は，各 ICI の適正使用ガイドが発刊されており，それらの対処法アルゴリズムに沿って対応する．一部の ICI(アテゾリズマブ，デュルバルマブ)において，grade 1 の場合には投与継続が許容されているが，治療継続中に重症化する可能性があり，継続する際は慎重に経過を観察する必要がある．Grade 2，すなわち症状を伴う肺陰影が出現した際には，ICI を休止するとともに感染症を除外したうえで副腎皮質ステロイドの投与を検討する．副腎皮質ステロイドの投与量はプレドニゾロン換算で 1〜2 mg/kg/day が推奨されている．漸減は 5〜10 mg/週を 4〜6 週かけて行うとされているが，再燃のリスクがあることから慎重に行う．Grade 3 以上の呼吸不全を伴う ILD が発現した際は速やかに ICI を中止し，副腎皮質ステロイドの投与を行うほ

か，重篤な例においては大量ステロイド療法(ステロイドパルス療法)も検討する．

ILD が改善した際の各 ICI の投与再開の目安が各適正使用ガイドに記載されているが，ICI の再投与は ILD 再燃を含めた irAE の発症リスクが高く，再投与は慎重に行われるべきである．

2．内分泌障害(甲状腺，下垂体，1 型糖尿病)

甲状腺機能障害は非小細胞肺がんの PD-1 阻害薬投与例の約 10%弱の患者に発現すると報告されており，内分泌障害のなかでは最も頻度の高い irAE である．その発症には甲状腺自己抗体が関与している可能性が高く，ペムブロリズマブが投与された非小細胞肺がん患者を対象とした解析では，甲状腺自己抗体陽性例において甲状腺機能障害の出現割合が高いことが示唆されている[4]．病型は，破壊性甲状腺炎を発症し，甲状腺中毒症を経由し機能低下症に移行する例と，緩徐に機能低下症に至る例がある．甲状腺機能のモニタリングは，ICI 開始前および投与中は月に 1 回程度甲状腺刺激ホルモン(TSH)，fT3，fT4 を測定することが推奨されている．機能異常を呈した際は，① 中枢性甲状腺機能低下症，② 甲状腺中毒症，③ 原発性甲状腺機能低下症の判別を行う．このうち② の場合は β ブロッカーなどで中毒症状を抑えながら，低下症に移行後 TSH 10 IU/mL 以上を示した段階で甲状腺ホルモンの補充療法を行い，③ の場合は症状の有無を確認しつつ，TSH の推移をみながら補充療法のタイミングを窺う．ICI の投与は，症状がない場合(grade 1)にはそのまま継続投与することが一般的であるが，症状がある場合 (grade 2)には休止する．

下垂体機能低下症・下垂体炎は，CTLA-4 阻害薬では 0.5〜9%で発症するとされる一方で，抗 PD-1/PD-L1 阻害薬では 1%未満と，頻度が低いとされる．下垂体前葉からの TSH 分泌不全により中枢性甲状腺機能低下症を，副腎皮質ホルモン(ACTH)分泌低下により副腎機能低下症を生じる．その他の機能低下症に関しては，性刺激ホルモン(LH・FSH)，成長ホルモン(GH)，プロラク

チン(PRL)それぞれのホルモン低下に伴った症状を呈する．発症時期に関しては投与後6〜12週ごろとするものが多い．診断に際しては，下垂体前葉およびその標的臓器の評価を行う(下垂体前葉ホルモンに加え，コルチゾル・fT4・IGF-1・テストステロン・エストロゲンなど)．Grade 1, 2(軽微な症状または日常生活動作が保たれている)の場合，ICI投与を延期し不足しているホルモンの補充を行う．TSHとACTH分泌不全を合併している場合は，副腎クリーゼを防ぐために必ずヒドロコルチゾンを数日先行投与(5〜7日)する．Grade 3以上はICI投与を中止しホルモン補充を行う．ICIによる下垂体機能低下症に対するステロイドの効果は予後改善効果が明確でなく推奨されていないが，症状が強い場合や下垂体の腫大が強く視野狭窄・頭痛などが著明な場合はプレドニゾロン1〜2 mg/kgの投与を検討する．

1型糖尿病はICIによるirAEとして0.9%程度の発症頻度とされており，比較的稀な有害事象である．しかし発症時は膵臓β細胞の急激かつ不可逆的な自己免疫性機序の破壊が進み，ケトアシドーシスなどの重篤な状態に陥ることから臨床的に重要なirAEである．一般的に1型糖尿病は「急性発症」，「劇症型」，「緩徐進行」の3つの病型に分類されるが，PD-1/PD-L1阻害薬投与後の1型糖尿病は劇症型の基準を満たす場合が多いとされる．発症時期は中央値20週とされるが，分布は1〜228週と範囲が広く予測が困難である．初回治療前にHbA1cと血糖を測定し，その後は定期的に血糖検査を行い高血糖の有無を確認するほか，口渇・多飲・多尿・体重減少・全身倦怠感などの症状にも注意する．患者，家族へもこれらの症状を伝え，発現時には早急に連絡するよう指導する．これら所見に異常を認めた場合はgradeを問わず速やかに糖尿病専門医と協議し，糖尿病の確定診断および病型診断(1型糖尿病・劇症1型糖尿病か否か)を行う．診断のためには血糖・HbA1c以外にも血中Cペプチド，尿糖・尿ケトン体，静脈ケトン体，動脈血液ガス，抗GAD抗体などの

施行が推奨される．Grade 2(症状が中等度以上で血糖が160〜250 mg/dL)以上の場合は，ICI投与を延期し専門家の適切な診断のもとインスリン治療を開始し，さらにケトーシス・ケトアシドーシスを認めた場合は，インスリン持続静脈注射と生理食塩水による輸液負荷を行い脱水と高浸透圧・電解質の補正が必要である．

3．消化器副作用(大腸炎，肝障害)

下痢，大腸炎などの胃腸障害は比較的頻度の高いirAEとして知られており，非小細胞肺がんを対象としたPD-1阻害薬(ニボルマブおよびペムブロリズマブ)での臨床試験において，治療関連と判断された下痢・大腸炎の頻度はおよそ7%前後であり，grade 3/4は1%未満にとどまっている．発症時期は両薬剤でそれぞれ中央値34日(1〜637日)および中央値191.5日(15〜739日)と，分布は幅広く，時期からの発症予測は困難である．大腸炎の臨床症状として軟便や急速に出現する下痢が多いが，これらは他疾患でもみられる症候であり，irAEの診断には感染性腸炎・薬剤性腸炎・虚血性大腸炎・炎症性腸疾患などの他疾患との鑑別が必要である．安易にロペラミドなどの止痢薬で対応することで診断が遅れると重篤化するといわれており，下痢が発症した場合には慎重な対応が求められる．治療として，grade 1の場合には対症療法を行ったうえで慎重に経過観察とし，ICI投与は継続する．Grade 2(ベースラインと比較して4〜6回の下痢回数の増加)以上の下痢を認めた場合には，便培養やCDトキシン，腹部骨盤腔CTや大腸鏡などの積極的な実施により鑑別・確定診断を行ったうえで，ICI投与を休止し，副腎皮質ステロイド(プレドニゾロン換算で0.5〜1 mg/kg，grade 3/4では1〜2 mg/kg)による治療を検討する．ステロイド治療に抵抗の際にはインフリキシマブを併用することが海外のガイドラインでは推奨されている．

肝障害は特異的な症状に乏しく，多くの場合はトランスアミナーゼやビリルビン増加などの検査値異常としてとらえられることが多い．PD-1/

PD-L1 阻害薬による肝障害の頻度は3～10%，発症時期の中央値は8～12週と報告されている．肝障害は肝転移の悪化や併用薬によっても起こり得るため，こちらも鑑別が重要となる．また，B型肝炎ウイルスについては細胞障害性抗がん薬との併用による再活性化のリスクがあり，国内ガイドラインに準じた事前検査や必要に応じた核酸アナログ製剤の投与が推奨される．治療は他のirAEと同様にgrade分類に応じた対応となるが，grade 3以上では原則ICIの休薬と副腎皮質ステロイド（プレドニゾロン換算で1～2 mg/kg）の適応となり，さらには治療抵抗例にはミコフェノール酸モフェチルやアザチオプリンが提案されている．

4．皮　膚

ICIによる皮膚障害は頻繁かつ早期に出現することが知られている．多彩な皮膚所見が観察されているが，ほとんどがgrade 1/2の軽症例で，治療は不要かステロイド外用薬のみで改善することが多い．しかし，稀にStevens-Johnson症候群や中毒性表皮壊死症など重症例の報告もある．さらにはICIに併用した薬剤や逐次治療により重篤な皮膚障害をきたす可能性もあり，慎重かつ長期的な注意が必要である．

5．腎　炎

ICIによる急性腎障害(acute kidney injury：AKI)の頻度は2.2%で，病型の多くは急性尿細管性間質性腎炎とされている．治療は副腎皮質ステロイドが基本であり，血清クレアチニン2.0 mg/dL以上では積極的な治療適応となる(プレドニゾロン換算で1.0～2.0 mg/kg)．PD-1/PD-L1阻害薬単独投与時での腎炎発症頻度はそれほど高くないが，プラチナ製剤＋ペメトレキセド＋ペムブロリズマブ療法にAKIの発症が多かったとされる．

おわりに

肺がん治療におけるirAEに関わる現在のコンセンサスを述べた．現時点でirAEの発症を事前に予測することは困難であり，予防法も確立されていない．irAEの適切な管理には，鑑別診断や重症度の評価を正確に行ったうえで早期に対応する必要がある．発症部位・病態が多岐にわたるため，各医療スタッフや各診療科を横断する形のチーム体制を確立し診療に臨む必要がある．irAEについては未解明の部分も多く，今後も実臨床でのデータ蓄積が望まれる．

文　献

1) Postow MA, Sidlow R, Hellmann MD：Immune-Related Adverse Events Associated with Immune Checkpoint Blockade. *N Engl J Med*, **378**：158-168, 2018.

2) Sueki H, Mizukawa Y, Aoyama Y：Immune reconstitution inflammatory syndrome in non-HIV immunosuppressed patients. *J Dermatol*, **45**：3-9, 2018.

3) Toi Y, Sugawara S, Sugisaka J, et al：Profiling Preexisting Antibodies in Patients Treated With Anti-PD-1 Therapy for Advanced NonSmall Cell Lung Cancer. *JAMA Oncol*, **5**：376-383, 2019.

4) Osorio JC, Ni A, Chaft JE, et al：Antibody-mediated thyroid dysfunction during T-cell checkpoint blockade in patients with non-small-cell lung cancer. *Ann Oncol*, **28**：583-589, 2017.

5) Diehl A, Yarchoan M, Hopkins A, et al：Relationships between lymphocyte counts and treatment-related toxicities and clinical responses in patients with solid tumors treated with PD-1 checkpoint inhibitors. *Oncotarget*, **8**：114268-114280, 2017.

6) Haratani K, Hayashi H, Chiba Y, et al：Association of Immune-Related Adverse Events With Nivolumab Efficacy in Non-Small-Cell Lung Cancer. *JAMA Oncol*, **4**：374-378, 2018.

7) Sugano T, Seike M, Saito Y, et al：Immune checkpoint inhibitor-associated interstitial lung diseases correlate with better prognosis in patients with advanced non-small-cell lung cancer. *Thorac Cancer*, **11**：1052-1060, 2020.

8) 公益社団法人日本臨床腫瘍学会(編)：がん免疫療法ガイドライン(第2版)，金原出版，2019.

9) Ohe Y, Gemma A, Nakagawa K, et al：Real-world safety of nivolumab in patients with non-

small cell lung cancer(NSCLC)in Japan：Interim summary of post-marketing all-case surveillance. *Ann Oncol*, **29**(Suppl 8)：viii431-viii432, 2018.

10) Khoja L, Day D, et al：Tumour- and class-specific patterns of immune-related adverse events of immune checkpoint inhibitors：a systematic review. *Ann Oncol*, **28**：2377-2385, 2017.

11) Wang DY, Salem JE, Cohen JV, et al：Fatal Toxic Effects Associated with Immune Checkpoint Inhibitors：A Systematic Review and Meta-analysis. *JAMA Oncol*, **4**：1721-1728, 2018.

12) Kenmotsu H, Sakai F, Kato T, et al：Nivolumab-induced interstitial lung disease(ILD)in Japanese patients with non-small cell lung cancer：A study on risk factors using interim results of post-marketing all-case surveillance. *J Clin Oncol*, **35**(Suppl)：9078, 2017.

13) 日本呼吸器学会薬剤性肺障害の診断・治療の手引き第 2 版作成委員会(編)：薬剤性肺障害の診断・治療の手引き 第 2 版, メディカルレビュー社, 2018.

MB Derma, **305**：55-61，2021.

◆特集／免疫再構築症候群/irAE の学び方・診方

メラノーマ治療における irAE の病態と対処法

中村泰大*　　寺本由紀子**

Key words：メラノーマ(melanoma)，免疫関連有害事象(immune-related adverse events；irAE)，免疫チェックポイント阻害薬(immune checkpoint inhibitor)，抗PD-1抗体(anti-PD-1 antibody)，抗 CTLA-4 抗体(anti-CTLA-4 antibody)

Abstract　2014年に本邦にて進行期メラノーマの治療に抗PD-1抗体ニボルマブが保険承認されて以降，複数のがん種の治療薬として抗 PD-1/L1 抗体および抗 CTLA-4 抗体が保険承認されている．これら免疫チェックポイント阻害薬(immune checkpoint inhibitor；ICI)は現在メラノーマにおいて，進行期治療に加えて術後補助療法でも用いられており，安全な使用のため，ICI の種類ごとに免疫関連有害事象(immune related adverse event；irAE)の特徴と対処法に精通する必要がある．本稿では抗 PD-1 抗体，抗 CTLA-4 抗体，抗 PD-1 抗体＋抗 CTLA-4 抗体併用療法を中心に，irAE の機序と各々の ICI での irAE の特徴とその対処法に焦点を当て概説する．

はじめに

近年の腫瘍免疫研究の進歩により，腫瘍微小環境における「がん免疫逃避機構」の存在が明らかとなってきた．その経路である免疫チェックポイント分子に対する阻害薬(免疫チェックポイント阻害薬，immune-checkpoint inhibitor；ICI)が，近年メラノーマを含む多がん種の治療薬として臨床現場で使用されている．従来の殺細胞性抗がん剤に比べて高い効果を示す一方で，特徴的な免疫関連有害事象(immune-related adverse event；irAE)を生じ，殺細胞性抗がん剤の有害事象とは異なる対応が必要となる．

メラノーマ治療で用いられる ICI

現在本邦においてメラノーマ治療にあたり使用可能な ICI は，抗 PD-1 抗体ニボルマブ(オプジーボ®)，ペムブロリズマブ(キイトルーダ®)，抗 CTLA-4 抗体イピリムマブ(ヤーボイ®)の3剤である．ニボルマブ，ペムブロリズマブは，進行期治療および術後補助療法で用いられる．イピリムマブは進行期治療で保険承認されているが，単剤での効果は乏しいためほとんど使用されず，現在ではニボルマブとの併用療法として主に用いられる．

irAE の機序

免疫チェックポイント分子は通常，CD8$^+$T 細胞と CD4$^+$T 細胞の両方に発現している．ICI が投薬された際に，自己の細胞や組織を認識するこれらの細胞が体内に存在すれば，自己抗原に反応する T 細胞受容体を CD8$^+$T 細胞による自己細胞・組織の破壊，CD4$^+$T 細胞を介して B 細胞より産生された自己抗体により自己細胞・組織の破壊が生じると考えられている．加えて IFN-γ, TNF-α, IL-1, IL-6 などの炎症性サイトカインによる T 細胞の活性化や，IgG1 抗体である抗 CTLA-4 抗体の抗体依存性細胞傷害(antigen-dependent-cellu-

* Yasuhiro NAKAMURA, 〒350-1298 日高市山根 1397-1 埼玉医科大学国際医療センター皮膚腫瘍科・皮膚科，教授
** Yukiko TERAMOTO, 同，講師

表 1. 各臨床試験における免疫チェックポイント阻害薬の免疫関連有害事象とその発生頻度

免疫チェックポイント阻害薬の種類	抗 PD-1 抗体				抗 CTLA-4 抗体		抗 PD-1 抗体＋抗 CTLA-4 抗体	
	ニボルマブ		ペムブロリズマブ		イピリムマブ		ニボルマブ＋イピリムマブ	
臨床試験	CheckMate 067		KEYNOTE 006		CheckMate 067		CheckMate 067	
有害事象 grade	全 grade	grade 3 以上	全 grade	grade 3 以上	全 grade	grade 3 以上	全 grade	grade 3 以上
有害事象発生頻度	87	23	79	18	86	28	96	59
下 痢	22	3	17	2	34	6	45	10
大腸炎	3	1	3	2	11	8	13	8
悪 心	13	0	13	<1	16	1	28	2
嘔 吐	7	<1	2〜4	<1	8	<1	15	2
食欲減少	11	0	6〜7	0	13	<1	19	1
白 斑	11	<1	13	0	5	0	9	0
発 疹	24	<1	17	0	22	2	30	3
瘙 痒	23	<1	20	<1	36	<1	36	2
疲労感	36	1	25	<1	28	1	38	4
虚 弱	8	<1	12	<1	5	1	10	<1
発 熱	7	0	1〜4	0	7	<1	19	1
関節痛	10	<1	<1〜2	0	7	0	14	1
筋肉痛	5	<1	2〜7	<1	3	0	6	<1
infusion reaction	3	<1	n. a.	n. a.	3	<1	4	0
咳 嗽	6	1	4	0	5	0	8	0
呼吸困難	6	<1	1〜3	<1	4	0	12	0
肺 炎	2	<1	<1〜2	<1	2	<1	7	1
AST／ALT 上昇	4	1〜2	1〜5	0	4	1〜2	17〜19	6〜9
リパーゼ上昇	10	6	n. a.	<1	6	4	14	11
下垂体炎	1	<1	<1	<1	4	2	8	2
甲状腺機能低下症	10	0	11	<1	5	0	17	<1
甲状腺機能亢進症	4	0	5	0	1	0	11	1

n. a. : not available

lar-cytotoxicity；ADCC)により，直接 CTLA-4 発現細胞・組織が傷害されることも一因と考えられている．

自己・非自己の識別に関わる human leukocyte antigen(HLA)のうち，class I 抗原はほとんど全身の細胞に発現している．これは CD8$^+$T 細胞活性化の主刺激シグナルであるため，あらゆる組織・臓器で irAE は起こり得る．

ICI と irAE の発生頻度(表 1)

前述の発症機序からも，ICI による irAE はこれまで用いられてきた殺細胞性抗がん剤の有害事象と比較して，その内容は大きく異なる．また，抗PD-1 抗体と抗 CTLA-4 抗体を比較しても irAE の発生頻度とその特徴は異なる．一般に抗 PD-1 抗体のほうが抗 CTLA-4 抗体に比べて重篤な irAE の発生頻度は低い[1]．両者ともに irAE を生じやすい臓器は消化器，皮膚，内分泌器官，肝臓などであるが，消化器は抗 CTLA-4 抗体で，内分泌器官，特に甲状腺は抗 PD-1 抗体で irAE が多い．

一方で，抗 PD-1 抗体と抗 CTLA-4 抗体の併用

療法では，両者を単剤で使用した場合よりもはるかにirAEの発生頻度が高くなり，重篤化する確率も高くなる．

以下に各ICIにおける腫瘍臨床試験での有害事象の特徴につき述べる．

1．抗PD-1抗体
a）ニボルマブ

代表的な第Ⅲ相臨床試験(CheckMate 067)[2]でみられたirAEにつき示す．全gradeのirAE発生頻度は87％で，grade 3/4の発生頻度は23％である．個々のirAE発生頻度では，疲労感が36％，発疹が24％，瘙痒が23％，下痢が22％，甲状腺障害(甲状腺機能低下症および亢進症)が14％とやや高い．特筆すべきはメラノーマ特有のirAEとして白斑の発生(11％)がある．これはメラノーマ細胞および正常メラノサイトの共通抗原に対する免疫反応がICIにより活性化されることにより，メラノーマの治療時のみ高頻度に出現する[3]．実際，他のがん種での抗PD-1抗体治療時にはほとんど出現しない．

b）ペムブロリズマブ

代表的な第Ⅲ相臨床試験(KEYNOTE 006)[4]でみられたirAEにつき示す．ペムブロリズマブとニボルマブのirAE発生頻度は大差なく，ほぼ同様のプロファイルを示す．疲労感(25％)，瘙痒(20％)，発疹(17％)，下痢(17％)の発生頻度がやや高く，甲状腺障害も16％で生じる．白斑も13％と，ニボルマブとほぼ同程度に生じている．

2．抗CTLA-4抗体
a）イピリムマブ

代表的な第Ⅲ相臨床試験(CheckMate 067)[2]でみられたirAEにつき示す．irAEの発生頻度は全gradeで86％，grade 3/4で28％と，抗PD-1抗体に比較してやや高い．抗PD-1抗体よりも下痢，大腸炎の頻度が高く，下痢は全gradeで34％，grade 3/4で6％，大腸炎は全gradeで11％，grade 3/4は8％と，やや重篤化しやすい．他方，抗PD-1抗体に比べて甲状腺障害の頻度は低く，甲状腺機能低下症は5％，甲状腺機能亢進症は1％であ

る．白斑は5％に発生している．

3．抗PD-1抗体＋抗CTLA-4抗体併用療法
a）ニボルマブ＋イピリムマブ

代表的な第Ⅲ相臨床試験(CheckMate 067)[2]でみられたirAEにつき示す．全gradeのirAE発生頻度は96％，grade 3/4の発生頻度は59％と，抗PD-1抗体，抗CTLA-4抗体単剤使用時よりも明らかにirAEの発生頻度が高くなる．個々のirAEで単剤よりも発生頻度が顕著に高いものとして，下痢(45％)，発疹(30％)，発熱(19％)，AST/ALT上昇(17〜19％)，甲状腺機能障害(28％)が目立つ．そしてgrade 3/4のirAEでは下痢(10％)，AST/ALT上昇(6〜9％)に加えてリパーゼ上昇(11％)が単剤よりも発生頻度が高い．

低頻度だが致死的となりうるirAE

低頻度であるが，重篤化すると臓器機能の廃絶や生命予後に関わるirAEが存在する．代表的なものとして，間質性肺炎[5]，膵炎[6]，腎炎[7]，劇症1型糖尿病[8]，脱髄疾患[9]，重症筋無力症，多発性筋炎，ぶどう膜炎[10]，心筋炎[11]，血球貪食症候群[12]，下垂体炎[2]，副腎不全[2]などが報告されている．

irAEの発症時期(表2)

代表的な第Ⅲ相臨床試験(CheckMate 067[2]，CheckMate 238)でみられたirAEの発症時期中央値につき，表2に示す．発症時期の傾向としては，抗PD-1抗体，抗CTLA-4抗体単剤においては全gradeでの時期はおおむね3か月以内に発症する例が多い．かつ，grade 3以上の重篤な有害事象はやや遅れて発症する傾向にある．一方で，抗PD-1抗体＋抗CTLA-4抗体併用療法では，ICI単剤よりもirAEの発症時期がより早い傾向にあり，特にgrade 3以上の重篤な有害事象はICI単剤よりも早く発生する傾向が強い．これらirAEの発症時期の傾向を知っておくことは，後述するirAEの診断において，診察や検査のタイミングや頻度を計画するうえで重要である．

表 2. 各免疫チェックポイント阻害薬における免疫関連有害事象の発症時期(irAE 出現時期中央値(か月))

免疫チェックポイント阻害薬の種類	抗 PD-1 抗体				抗 CTLA-4 抗体				抗 PD-1 抗体＋抗 CTLA-4 抗体	
	ニボルマブ				イピリムマブ				ニボルマブ＋イピリムマブ	
臨床試験	CheckMate 238 (術後補助)		CheckMate 067 (進行期)		CheckMate 238 (術後補助)		CheckMate 067 (進行期)		CheckMate 067	
有害事象 grade	全 grade	grade 3 以上	全 grade	grade 3 以上	全 grade	grade 3 以上	全 grade	grade 3 以上	全 grade	grade 3 以上
皮膚障害関連	2.0	5.4	1.3	10.8	0.6	1.1	0.8	1.1	0.5	1.5
消化器障害関連	1.8	7.1	2.5	9.9	1.0	1.6	1.1	1.7	1.1	1.7
肝障害関連	2.9	4.3	3.7	3.3	1.9	2.3	2.1	2.3	1.4	1.8
内分泌障害関連	1.9	5.6	2.8	8.8	2.1	2.5	2.1	1.9	1.9	2.8
肺障害関連	1.8	—	2.1	1.6	2.3	1.4	2.4	3.0	2.4	0.9
腎障害関連	3.3	—	23.7	28.8	2.3	—	2.3	2.3	3.2	2.6
hypersensitivity/infusion reaction	0.8	9.7	0.5	1.0	2.1	—	1.0	1.7	0.7	—

irAE の診断

患者が自覚する臓器特異的な症状(下痢,発疹,瘙痒,呼吸困難など)がある場合には傷害臓器の特定がしやすい.また,特定の症状がない場合でも,定期的な血液検査などで検査値異常が生じた場合(トランスアミナーゼ上昇など)も同様に,傷害臓器の特定はしやすい.一方で,発熱,疲労感,意識混濁などの特定の臓器に絞りにくい症状の場合には,血液・生化学検査,画像検査などを組み合わせた,より精緻な診断プロセスが必要となる.筆者の所属施設で用いられている臨床症状と irAE として鑑別すべき病態およびその検査項目につき,表3に示す.

加えて,臨床症状や検査値異常をきたし irAE を疑う場合も,irAE 以外の鑑別疾患の診断を要する.癌の進行や感染症の合併,併用薬による副作用も同様の症状をきたすことが想定される[13]ため,その除外が必要である(表4).

irAE への対処法

irAE への対象法,治療は重症度によって異なる.そのため Common Terminology Criteria for Adverse Events(CTCAE)version 5.0[14]に基づき,発生した irAE の重症度を評価する.すべて

の irAE に当てはまる方針ではないが,原則として grade 2 の irAE が発生したら,ICI 投与の休止とステロイドの全身投与を検討する必要がある.Grade 3 以上の irAE の場合には,ICI 投与は原則として中止し,高用量のステロイドを全身投与することとなる.irAE の再燃を防ぐ目的でステロイドは 4 週間以上かけて徐々に減量する(表5).例外的に,糖尿病や甲状腺機能障害など,内分泌器官への傷害による永続性のホルモン分泌障害は,ステロイドの投与は行わずホルモン補充療法が主たる対処法となる.ステロイド難治性の irAE への対処については,免疫抑制剤の追加投与が検討されるが,必ずしも確固たるエビデンスに基づいたものばかりではない[15].

irAE の種類(罹患臓器,器官)や重症度によっては対処法が異なり,すべてを本稿で紹介することは誌面の制限上困難であるため,詳細については成書[16]を参照されたい.

irAE 対処における問題点

実臨床では必ずしも確実な irAE 診断に基づいて対処ができるとは限らない.irAE の診断が不十分なまま,対処を迫られることも決して少なくない.一例として,ICI による irAE としての肺炎か汗腺に伴う肺炎か,鑑別が困難な場合は,細菌

表 3. 臨床症状と irAE として鑑別すべき病態

臨床症状	irAE として鑑別すべき病態	検査項目
食欲不振	肝機能障害	血算，生化学(T-Bil, D-Bil, AST, ALT, ALP, γ-GTP, LDH, ChE)
	副腎不全/下垂体炎	ACTH, コルチゾール, Na, K, Cl, 好酸球数
	リンパ球性胃炎	上部消化管内視鏡，CT，好酸球数
倦怠感	肝機能障害	血算，生化学(T-Bil, D-Bil, AST, ALT, ALP, γ-GTP, LDH, ChE)
	甲状腺機能低下症	TSH, fT3, fT4
	甲状腺機能亢進症	TSH, fT3, fT4
	副腎不全/下垂体炎	ACTH, コルチゾール, Na, K, Cl, 好酸球数
脱力感/運動機能障害	自己免疫性筋炎・重症筋無力症	CK, アルドラーゼ
	ギラン・バレー症候群	
	脳炎	頭部 MRI
口渇/多飲/多尿	劇症 1 型糖尿病	血糖，尿糖，尿ケトン，HbA1c，動脈血液ガス分析，C-ペプチド
	腎機能障害	尿定性・定量(蛋白, Cre), 沈渣, S-Cre, eGFR, システチン C, BUN, UA, Na, K, Cl
労作時呼吸困難	心筋炎	CK, CK-MB, LDH, トロポニン I, 心電図，心エコー，胸部 X 線
	間質性肺炎	胸部 CT, 動脈血液ガス分析, KL-6, SP-D, CRP
	貧血(消化管出血・溶血性貧血)	血算，網状赤血球，Fe, UIBC, フェリチン，T-Bil, D-Bil, LDH, ハプトグロビン
咳嗽	間質性肺炎	胸部 CT, 動脈血液ガス分析, KL-6, SP-D, CRP
	気管支喘息	血算(白血球分画), IgE, 呼吸機能検査
	感染性肺炎	胸部 CT, 喀痰培養(一般細菌/抗酸菌), マイコプラズマ抗体，尿中肺炎球菌抗原，T-spot
浮腫	心筋炎	CK, CK-MB, LDH, トロポニン I, 心電図，心エコー，胸部 X 線
	甲状腺機能低下症	TSH, fT3, fT4
	腎機能障害	尿定性・定量(蛋白, Cre), 沈渣, S-Cre, eGFR, システチン C, BUN, UA, Na, K, Cl
腹痛	リンパ球性胃炎	上部消化管内視鏡，CT，好酸球数
	大腸炎	血算，血沈，CRP, TP, ALB, 便培養，CD トキシン，CMV 抗原，CT 検査，下部消化管内視鏡，便潜血
	自己免疫性膵炎	AMY, 尿 AMY, リパーゼ, Ca, 腹部エコー，腹部 CT, 腹部 MRI
関節痛	リウマチ	抗核抗体, RF, 抗 CCP 抗体，血算，CRP
発熱	血球貪食症候群	血算，網状赤血球，Fe, UIBC, フェリチン，トリグリセリド，骨髄像
出血傾向	免疫性血小板減少性紫斑病	血算，網状赤血球，Fe, UIBC, フェリチン，PAIgG, 網状血小板数，骨髄像
下痢/血便	大腸炎	血算，血沈，CRP, TP, ALB, 便培養，CD トキシン，CMV 抗原，CT 検査，下部消化管内視鏡，便潜血

培養検査などを提出のうえで，ステロイドと抗生剤を同時に投与することで治療を開始し，治療経過や検査結果が出た段階で，治療方針を変更するような場合もある.

おわりに

irAE 発症の有無や発症時期は，irAE の種類や患者ごとに差があり，事前に発症や時期を予測することは困難であり，その予防法も確立していない．適切に irAE へ対処するためには，可能な限り irAE の発生を早期に発見，診断し，適切な重症度評価に基づき早期に治療を開始することが肝要である．irAE の診断を行う際は irAE 以外の可能性を系統的に除外したうえで，発生頻度の高い

表 4. irAE と鑑別を有する疾患および病態

有害事象	鑑別を有する疾患および病態		
	メラノーマの進行	感染症の併発	併用薬剤の副作用
呼吸困難，肺炎	肺転移 癌性リンパ管症	細菌性肺炎 非定型肺炎 ウイルス性肺炎 日和見感染症 閉塞性肺炎	他剤による薬剤性肺障害
下痢，腸炎		感染性下痢	緩下剤による下痢 抗生剤による下痢（偽膜性腸炎）
肝障害	肝転移 腫瘍による胆道閉塞	ウイルス性肝炎 肝膿瘍	他剤による薬剤性肝障害

表 5. irAE の対処法

≧Grade 2 の irAE 出現の場合
・治療中止（延期）して，全身ステロイド投与を検討.
　（例）メチルプレドニゾロン（0.5〜1.0 mg/kg/日）投与を行う.

≧Grade 3 の irAE 出現の場合
・治療中止，ステロイド増量（1.0〜2.0 mg/kg/日）を行う.
　※irAE 再燃を予防するため，ステロイドの減量は原則として週単位で行い，4 週間以上かけて行うことが推奨されている.

高用量ステロイド難治性の場合
・下痢・腸炎：Grade 3 以上では高用量ステロイドの投与下にもかかわらず，48〜72 時間経過しても症状が改善しない，症状改善後に再度増悪した場合，抗 TNF-α 抗体（インフリキシマブ 5 mg/kg）を追加投与する.
・肝障害：ステロイド不応性・難治性の場合，ミコフェノール酸モフェチル（2,000 mg/日）投与を考慮する.
・その他の irAE：抗 TNF-α 抗体，ミコフェノール酸モフェチル，抗 α4β7 インテグリン抗体（ベドリズマブ），免疫グロブリン大量療法，メトトレキセート，アザチオプリン，リツキシマブ，シクロスポリン A，抗胸腺細胞グロブリンが投与されることがある.

irAE に十分に対応し，かつ低頻度であるが生命予後に関わる irAE を取りこぼさないようにすることが重要である.

文　献

1) Wolchok JD, Chiarion-Sileni V, Gonzalez R, et al：Overall Survival with Combined Nivolumab and Ipilimumab in Advanced Melanoma. *N Engl J Med,* **377**：1345-1356, 2017.

2) Larkin J, Chiarion-Sileni V, Gonzalez R, et al：Five-Year Survival with Combined Nivolumab and Ipilimumab in Advanced Melanoma. *N Engl J Med,* **381**：1535-1546, 2019.

3) Rosenberg SA, White DE：Vitiligo in patients with melanoma：normal tissue antigens can be targets for cancer immunotherapy. *J Immunother Emphasis Tumor Immunol,* **19**：81-84, 1996.

4) Robert C, Schachter J, Long GV, et al：Pembrolizumab versus Ipilimumab in Advanced Melano-ma. *N Engl J Med,* **372**：2521-2532, 2015.

5) Topalian SL, Hodi FS, Brahmer JR, et al：Safety, activity, and immune correlates of anti-PD-1 antibody in cancer. *N Engl J Med,* **366**：2443-2454, 2012.

6) Di Giacomo AM, Danielli R, Guidoboni M, et al：Therapeutic efficacy of ipilimumab, an anti-CTLA-4 monoclonal antibody, in patients with metastatic melanoma unresponsive to prior systemic treatments：clinical and immunological evidence from three patient cases. *Cancer Immunol Immunother,* **58**：1297-1306, 2009.

7) Izzedine H, Gueutin V, Gharbi C, et al：Kidney injuries related to ipilimumab. *Invest New Drugs,* **32**：769-773, 2014.

8) Teramoto Y, Nakamura Y, Asami Y, et al：Case of type 1 diabetes associated with less-dose nivolumab therapy in a melanoma patient. *J Dermatol,* **44**：605-606, 2017.

9) Wilgenhof S, Neyns B：Anti-CTLA-4 antibody-induced Guillain-Barre syndrome in a melanoma

patient. *Ann Oncol*, **22**：991-993, 2011.

10）Robinson MR, Chan CC, Yang JC, et al：Cytotoxic T lymphocyte-associated antigen 4 blockade in patients with metastatic melanoma：a new cause of uveitis. *J Immunother*, **27**：478-479, 2004.

11）Saibil SD, Bonilla L, Majeed H, et al：Fatal myocarditis and rhabdomyositis in a patient with stage Ⅳ melanoma treated with combined ipilimumab and nivolumab. *Curr Oncol*, **26**：e418-e421, 2019.

12）Sadaat M, Jang S：Hemophagocytic lymphohistiocytosis with immunotherapy：brief review and case report. *J Immunother Cancer*, **6**：49, 2018.

13）金原史郎，北野滋久：免疫チェックポイント阻害薬の副作用について教えてください. *Medicina*,

54：1278-1281，2017.

14）Common Terminology Criteria for Adverse Events（CTCAE）Version5.0 有害事象共通用語規準 v5.0 日本語訳 JCOG 版（略称：CTCAE v5.0-JCOG）.（http://www.jcog.jp/doctor/tool/CTCAEv5J_20190905_v22_1.pdf）

15）Brahmer JR, Lacchetti C, Schneider BJ, et al：Management of Immune-Related Adverse Events in Patients Treated With Immune Checkpoint Inhibitor Therapy：American Society of Clinical Oncology Clinical Practice Guideline. *J Clin Oncol*, **36**：1714-1768, 2018.

16）irAE アトラス編集チーム：irAE アトラス オプジーボ・ヤーボイにおける副作用マネジメントの実際，第 7 版（ブリストルマイヤーズ・スクイブ株式会社監修），小野薬品工業株式会社，pp.1-317，2019.

書評

カラーアトラス
乳房外 Paget 病
—その素顔—

兵庫県立がんセンター　熊野公子・村田洋三／著

田中　勝（東京女子医科大学東医療センター皮膚科教授）

▶すごい本が出た！

　これは只事ではない．まず驚くべきことが2つある．1つはこの本がたった1つの皮膚がんについて書かれた本であり，しかもそれが悪性黒色腫や悪性リンパ腫のようにメジャーな皮膚がんではなく，比較的マイナーな「乳房外Paget病」という疾患について書かれたものということだ．しかし実は，乳房外Paget病には，診断が遅れやすく，治療が広範囲に及び複雑で難しいなど，数多くの問題点が未だに残されている．まさに待望の1冊なのである．

　そしてもう1つは，その著者が凄いのだ！兵庫県立がんセンターという1つの施設に所属する2人の皮膚科医の手によるものなのだが，その2人が本当に独創的な皮膚がんの大家「熊野・村田」である．作曲に例えると「レノン・マッカートニー」である．この2人の極めて深い洞察力に基づいた理論と，355例という圧倒的ともいえる症例数と長い間に培われた実際の経験により束ねられた強固なバックボーンを基盤とすることで，本書は本当にきめが細かいながらも1本の筋が通った構成となっている．そしてこの中には，病気の臨床像や病理のプレパラートが語りかけるものを見抜く力が，随所に惜しげも無く披露されている．

▶目次を読むと次々に読みたくなってしまう

　この本の魅力は目次にも散りばめられている．なんと魅惑的なタイトルが並んでいることだろうか！まるで日頃私達の中でくすぶり続けている疑問を見透かされているかのように，知りたいことがそのまま目次として並んでいるので，とにかくどんどん読みたくなってしまうのである．

　そして気になるポイントに目次から導かれるように入って行くと，明解な答えがそこにあるのである．そこでは謎に満ちた乳房外Paget病の素顔が晒され，「病態」「病変境界」「パンツ型紅斑」「切り出し」「手術の工夫」「鑑別」など，読み進むに連れて読者にさまざまな自信を与えてくれる本である．

▶皮膚がんと向き合うすべての医師必読の書

　確かに，書かれている内容は「乳房外Paget病」という1つの疾患を題材にしたものなのだが，著者らが向き合ってきたのは，この疾患だけでないのは明らかである．だからこそ，すべての皮膚がんに関する疑問を解決する上で本書は普遍的な指針を暗示するものであり，本書から学ぶことは計り知れない．

▶本書の目的は多くの患者を苦しみから救うこと

　医師に取って最も大切なことは，医学という強固な科学的基盤に立脚した知識を活用して患者をあらゆる種類の苦しみから救うことである．しかし，我々はその医学が万能ではないことを知っている．医師もまた万能ではなく，自らの限界を知らなくてはならない．だからこそ，その限界に近いところでできるだけのことをしなければならない．本書から得るものは単なる知識ではなく，皮膚がんに対する心構えである．

「カラーアトラス
乳房外 Paget 病
—その素顔—」
兵庫県立がんセンター　熊野公子・村田洋三／著
2015 年 5 月発行　B5 判　252 頁　定価 9,900 円（本体 9,000 円＋税）
ISBN：978-4-86519-212-4　C3047

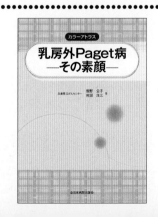

MB Derma, **305** : 63-69, 2021.

◆特集／免疫再構築症候群/irAE の学び方・診方

皮膚を病変の場とする irAE の病態と対処法

加藤雪彦*

Key words：免疫チェックポイント阻害薬(immune checkpoint inhibitor)，免疫関連有害事象(immune-related adverse event)，乾癬様皮疹(psoriasis form eruption)，PD-1(programmed death-1)，PD-L1(programmed death ligand-1)，CTLA-4(cytotoxic T-lymphocyte-associated protein-4)

Abstract 2014 年に悪性黒色腫を皮切りに登場した免疫チェックポイント阻害薬は，癌治療に革命をもたらしたが，これまで経験したことのない特有の副症状が出現し，免疫関連有害事象(immune-related adverse event；irAE)と呼ばれる．irAE を認める症例は，治療効果が高く生存期間が長いため，ないほうが望ましいとも言い切れない面がある．皮膚の irAE は全身の irAE のなかで最も頻度が高く，しかも早く出現するため，その診断は重要である．皮膚の IrAE のなかで最も多いのは紅斑丘疹型皮疹で，次いで皮膚瘙痒症，乾癬様皮疹，湿疹様皮膚症，苔癬様皮膚症状が続き，頻度の低い皮膚 irAE としては類天疱瘡，白斑様脱色素斑，脱毛症がある．重篤な皮膚 irAE としてスティーブンス・ジョンソン症候群，TEN，DiHS/DRESS があるが稀である．irAE 発症のメカニズムを検討することは免疫療法の奏効率を上げるために重要である．

はじめに

2014 年に悪性黒色腫を皮切りに登場した免疫チェックポイント阻害薬は，癌治療のフレームワークを新たなものに変えつつある．2020 年の後半の現在，13 種類の悪性腫瘍に使用され，10 種類以上の悪性腫瘍に対して臨床試験が行われており，今後も適応疾患が拡大されると予想される（表1）．

CTLA-4 抗体薬は，主にプライミング相に作用するとされる．樹状細胞などに発現する B7-1(CD80)，B7-2(CD86)などの B7 は T 細胞の CD28 と結合して活性化するが，CTLA-4 との親和性のほうが高いので B7 は CD28 と結合せず免疫を負の方向へ抑えてしまう．CTLA-4 抗体薬はそれを阻害して T 細胞の活性化を促す（図1）．また，腫瘍免疫を抑制する制御性 T 細胞は CTLA-4 を発現しており，CTLA-4 抗体薬は制御性 T 細胞の持つ負の抗腫瘍効果を抑制し抗腫瘍効果を発揮する．一方，PD-1 は T 細胞に発現し，がん細胞が自らの生存を有利にするため PD-L1 分子を T 細胞の PD-1 に結合させ，不活性化してしまう．抗 PD-1/PD-L1 薬はそれをブロックして，T 細胞を活性化して本来の抗腫瘍免疫を保つ（図1）．

免疫チェックポイント阻害薬により発生する有害事象も，これまで経験したことのないものであり，免疫関連有害事象(immune-related adverse event；irAE)と呼ばれる．irAE を認める症例のほうが全生存率，無増悪生存期間ともに長いことが示された[1)2)]ため，ないほうが望ましいとも言い切れない．皮膚の irAE は全身の irAE のなかで最も早い徴候となるため，それを認識するのは重要である．

本稿では皮膚に出現する irAE を紹介し，その対処法にも触れる．

* Yukihiko KATO, 〒193-0998 八王子市館町 1163 東京医科大学八王子医療センター皮膚科，准教授

表 1. がん免疫療法の開発状況(本邦:2020 年 7 月 27 日現在)

	抗 PD-1 抗体 (オプジーボ®)	抗 CTLA-4 抗体 (ヤーボイ®)	抗 PD-1 抗体 (キイトルーダ®)
悪性黒色腫	2014	2015	2016
非小細胞肺がん	2015	2019 申請	2016
腎細胞がん	2016	2018	2019
ホジキンリンパ腫	2016		2017
頭頸部がん	2017	第 3 相試験	2019
胃がん	2017	第 3 相試験	2017
小細胞肺がん	第 3 相試験	第 3 相試験	第 3 相試験
食道がん	第 3 相試験	第 3 相試験	2020
膀胱がん	第 3 相試験	第 3 相試験	2017
肝細胞がん	第 3 相試験		第 3 相試験
乳がん			第 3 相試験
高頻度マイクロサテライト不安定性(MSI-High)を有する固形がん			2019
卵巣がん	第 3 相試験		第 3 相試験
尿路上皮がん	第 3 相試験	第 3 相試験	2017
結腸・直腸がん	申請中	2019 申請	第 3 相試験
膠芽腫	第 3 相試験		
悪性胸膜中皮腫	2018	第 3 相試験	
子宮頸がん,子宮体がんおよび軟部肉腫	第 2 相試験		第 3 相試験
中枢神経系原発リンパ腫/精巣原発リンパ腫	第 2 相試験		
膵がん	第 2 相試験		
ウイルス陽性・陰性固形がん	第 1/2 相試験	第 1/2 相試験	
胆道がん	第 2 相試験		
進行性固形がん			第 2 相試験
前立腺がん			第 3 相試験

皮膚に出現する irAE の頻度

治療対象疾患の多い抗 PD-1 抗体薬や抗 PD-L1 抗体薬によって起こる grade 3/4 の irAE の頻度は 10~15%,抗 CTLA-4 抗体薬,イピリムマブは 20~30%,抗 PD-1 抗体薬とイピリムマブの併用療法では約 55% と高率である[3)4)].興味深いのは,治療対象の悪性腫瘍と薬剤・用量により irAE の臓器毒性プロファイルと頻度に差がみられることである[5)6)].例えば,瘙痒と薬疹は皮膚のメラノーマで 16%,9.3% なのに対して,肺がんではそれぞれ 2%,4% と,皮膚に起こる irAE は皮膚発生するメラノーマに多い.抗 PD-1 抗体薬によ

る白斑はメラノーマでしばしばみられるが,メラノーマ以外の悪性腫瘍では稀である.一方,しばしば重篤な状態をもたらす肺炎はメラノーマと肺がんで,それぞれ 1.9%,5% と肺がんに多く発生する[4)].irAE の出現は治療効果の高さと関連しており,原発悪性腫瘍と irAE の臓器特異性は,今後免疫チェックポイント阻害薬のメカニズムを検討するのに役立つと考えられる.

Grade 3 以上の irAE は PD-1/PD-L1 抗体薬で 20% 未満に,抗 CTLA-4 抗体薬で 25% 以下にみられる.CTLA-4 抗体薬による大腸炎と PD-1/PD-L1 抗体薬による肺炎が致命的になりやすい irAE である[7)].すべての irAE のなかで皮膚症状

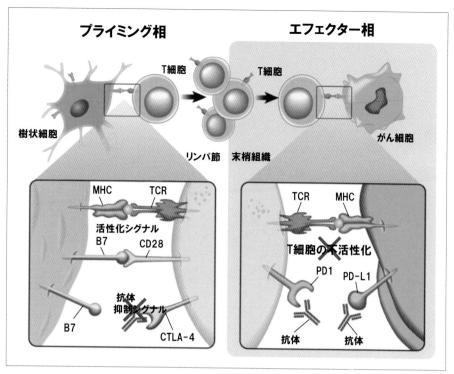

図 1. 免疫チェックポイント阻害薬の作用点

0〜3	4〜6	7〜9	10〜12	13〜15	16〜
乾癬様皮疹	紅斑丘疹型皮疹	苔癬様皮疹		類天疱瘡	
	瘙痒症				
SJS/TEN					
DiHS/DRESS					
			脱色素斑		
				脱毛	

図 2. 皮膚 irAE タイムコース（週）
（Geisler AN, et al：J Am Acad Dermatol, 83：1255-1268, 2020. より改編）

は，最も頻度が高いだけでなく最も早く出現し，平均で 3.6 週とされる[8]．それに対して消化管症状は 6〜7 週，内分泌異常は 9 週で起こるという[9]（図 2）．

皮膚の irAE のなかで最も多いのは紅斑丘疹型皮疹で，次いで皮膚瘙痒症，乾癬様皮疹，湿疹様皮膚症，苔癬様皮膚症状である[10)11]．頻度の低い皮膚 irAE としては類天疱瘡，白斑様脱色素斑，脱毛症がある[8)12]．重症な皮膚 irAE としてスティーブンス・ジョンソン症候群，TEN，DiHS/DRESS があるが稀である．皮膚 irAE の治療アルゴリズムは，早期に発見し外用ステロイドもしくは TNFα 阻害薬の使用となっているが，免疫療法開始直前，もしくは直後に副腎皮質ホルモンを全身投与することは治療効果を抑制すると，特にメラノーマ[13)14]や肺がん[15]において報告[5]されている．

1. 紅斑丘疹型皮疹

紅斑丘疹型皮疹は PD-1/PD-L1 抗体薬より CTLA-4 抗体薬に多いとされ，前者で 20％，後者で 49〜68％に認められるという[16)17]．

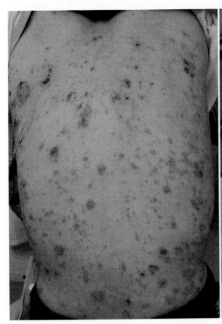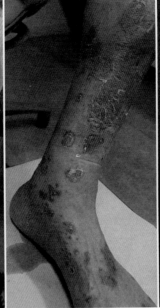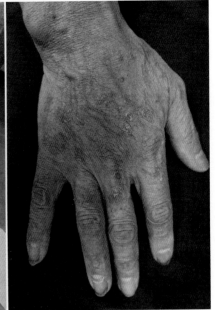

図 3. 乾癬様皮疹の臨床像

2．皮膚瘙痒症

皮膚瘙痒症は 2 番目に多い皮膚 irAE であり，皮膚症状を伴う場合も伴わない場合もある．抗ヒスタミン薬，外用ステロイドで治療する．

3．乾癬様皮疹

次に乾癬様皮疹の症例を紹介する．

＜症例＞50 歳代，男性

既往歴：特記すべきことなし

現病歴：X 年 7 月上旬から話しにくさを主訴に耳鼻科を受診し，舌の扁平上皮癌の診断で外科手術と術後放射線療法 50 Gy を行った．X＋1 年 12 月に再発を認め病変を切除するも，左頸部の郭清野内リンパ節再発も認めたため，X＋2 年 3 月から TPF 療法（ドセタキセル，シスプラチン，フルオロウラシル），X＋2 年 6 月よりパクリタキセルと EGFR 阻害薬のセツキシマブによる化学療法を開始した．一時消退したが，再度腫瘍に増大したため，X＋3 年 1 月よりニボルマブの投与を開始した．投与開始 1 か月後，明らかな腫瘍縮小効果を認めたが，3 コース目の投与時から下肢に鱗屑を伴う皮疹が生じた．4 コース目より四肢・体幹に広がり一部潰瘍化してきたため（図 3），その後の投与は休止し皮膚科に対診依頼．投与を中止し，皮膚症状の改善を待って再開を検討していたが，

投与開始後 4 か月の CT では，中止後 2 か月が経過し再発病変はさらに縮小し，無治療のまま 15 か月が経過し，完全奏効の状態を維持している．

ニボルマブ適正使用ガイドラインの皮膚関連有害事象によれば，grade 1～2（体表面積の≦30％を占める）であれば抗ヒスタミン薬や局所ステロイドなどの対症療法を行いつつオプジーボ®の投与を継続し，悪化して grade 3～4（体表面積の＞30％を占める：生命を脅かす）となる場合には投与を中止して皮膚科専門医による精査・加療を行い，治療により皮膚症状が grade 1 に改善した場合には投与の再開を検討するとなっている．本症例の場合，皮膚症状の面積は拡大したが改善しなかったため，治療を再開しなかったが，完全寛解を得ている．

乾癬様皮疹は PD-1/PD-L1 製剤使用後に報告されており，使用開始後 3 週間程度で出現するとされるが，自験例の 6 例では治療 2～52 週後に発症し，発症時期は様々であった．病理組織像は錯角化，顆粒層の消失，表皮突起の延長，血管周囲リンパ球浸潤など尋常性乾癬に類似した病理組織像を呈する（図 4）．その機序に関して Okiyama らは，PD-1 ノックアウトマウスを用いて，乾癬様皮疹は IL-6 依存性で，CD8 陽性細胞障害性 T 細

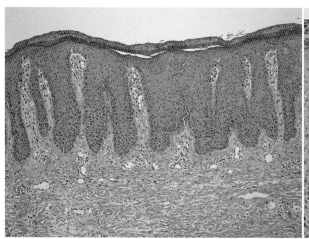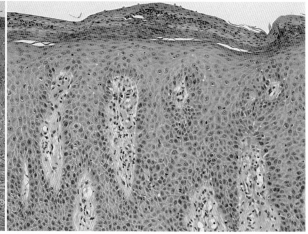

図 4. 乾癬様皮疹の病理組織像

胞の表皮内への流入による炎症反応であることを示した[18]. 乾癬様皮疹の治療は, ステロイド外用, ビタミン D₃外用, NBUVB 療法が主に用いられ, 重症型で長期に持続する場合は, レチノイドや生物製剤も検討する.

4. 白斑様脱色素斑

白斑様脱色素斑(図5)は PD-1 抗体薬で25%に, CTLA-4 抗体薬で11%に認められる[8)19)]が, 非メラノーマ患者には稀である. 図2に示すとおり治療開始から数か月という短期間のうちに出現し, 投与量との関連はないとされる. PD-1 抗体薬により CD8 陽性細胞障害性 T 細胞がメラノーマ関連抗原(MART1/MelanA, GP100, チロシン関連蛋白1)を持つメラノーマ細胞メラノサイトを攻撃すると考えられている[8)19)~21)]. CTLA-4 抗体薬投与後に白斑病変組織中で MelanA 特異的 CD8 陽性細胞がアポトーシスに陥るメラノサイトの近傍に存在することが認められ, CTLA-4 抗体薬がメラノサイトに対する免疫活性を高めたことが示された[17]. 白斑の出現は治療効果の高さを示すものとされ, 全生存期間や増悪生存期間を2~4倍延長させる[22]. 免疫療法を中止しても白斑は改善せず, 特に必要な治療はない.

5. 脱 毛

毛に関する irAE で最も多いのは脱毛症であり, 1~2%に, 治療開始3~6か月後に起こるとされる[23]. 毛包皮膚鞘庭 PD-L1 が発現しており, PD-1 製剤により CD4/CD8 陽性 T 細胞を介する脱毛

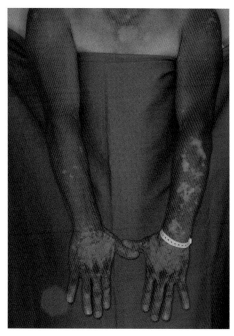

図 5. ニボルマブによる脱色素斑

が生じるとされる[24].

おわりに

irAE の出現は治療有効性と関連しており, 必ずしも否定すべきものではないが, 皮膚 irAE は irAE の端緒となり, 致命的な症状をもたらすことは稀であるため, 皮膚症状が irAE であるという診断が大切である. また, 原疾患となる悪性腫瘍と irAE の臓器特異性は, 免疫チェックポイント阻害薬と irAE 発症のメカニズムを検討するの

に役立つと考えられるため，今後の症例の集積が望まれる．

文　献

1) Cortellini A, Buti S, Agostinelli V, et al：A systematic review on the emerging association between the occurrence of immune-related adverse events and clinical outcomes with checkpoint inhibitors in advanced cancer patients. *Semin Oncol*, **46**：362-371, 2019.
2) Das S, Johnson DB：Immune-related adverse events and anti-tumor efficacy of immune checkpoint inhibitors. *J Immunother Cancer*, **7**：306, 2019.
3) Spain L, Diem S, Larkin J：Management of toxicities of immune checkpoint inhibitors. *Cancer Treat Rev*, **44**：51-60, 2016.
4) Weber JS, Postow M, Lao CD, et al：Management of adverse events following treatment with anti-programmed death-1 agents. *Oncologist*, **21**：1230-1240, 2016.
5) Michot JM, Bigenwald C, Champiat S, et al：Immune-related adverse events with immune checkpoint blockade：a comprehensive review. *Eur J Cancer*, **54**：139-148, 2016.
6) O'Kane GM, Labbé C, Doherty MK, et al：Monitoring and management of immune-related adverse events associated with programmed cell death protein-1 axis inhibitors in lung cancer. *Oncologist*, **22**：70-80, 2017.
7) Wang DY, Salem JE, Cohen JV, et al：Fatal toxic effects associated with immune checkpoint inhibitors：a systematic review and meta-analysis. *JAMA Oncol*, **4**：1721-1728, 2018.
8) Sibaud V：Dermatologic reactions to immune checkpoint inhibitors：skin toxicities and immunotherapy. *Am J Clin Dermatol*, **19**：345-361, 2018.
9) Sosa A, Lopez Cadena E, Simon Olive C, et al：Clinical assessment of immune-related adverse events. *Ther Adv Med Oncol*, **10**：1758835918764628, 2018.
10) Minkis K, Garden BC, Wu S, et al：The risk of rash associated with ipilimumab in patients with cancer：a systematic review of the literature and meta-analysis. *J Am Acad Dermatol*, **69**：

e121-e128, 2013.
11) Coleman E, Ko C, Dai F, et al：Inflammatory eruptions associated with immune checkpoint inhibitor therapy：A single-institution retrospective analysis with stratification of reactions by toxicity and implications for management. *J Am Acad Dermatol*, **80**：990-997, 2019.
12) Sibaud V, Meyer N, Lamant L, et al：Dermatologic complications of anti-PD-1/PD-L1 immune checkpoint antibodies. *Curr Opin Oncol*, **28**：254-263, 2016.
13) Faje AT, Lawrence D, Flaherty K, et al：High-dose glucocorticoids for the treatment of ipilimumab-induced hypophysitis is associated with reduced survival in patients with melanoma. *Cancer*, **124**：3706-3714, 2018.
14) Horvat TZ, Adel NG, Dang TO, et al：Immune-related adverse events, need for systemic immunosuppression, and effects on survival and time to treatment failure in patients with melanoma treated with ipilimumab at memorial sloan kettering cancer center. *J Clin Oncol*, **33**：3193-3198, 2015.
15) Ricciuti B, Dahlberg SE, Adeni A, et al：Immune checkpoint inhibitor outcomes for patients with non-small-cell lung cancer receiving baseline corticosteroids for palliative versus nonpalliative indications. *J Clin Oncol*, **37**：1927-1934, 2019.
16) Curry JL, Tetzlaff MT, Nagarajan P, et al：Diverse types of dermatologic toxicities from immune checkpoint blockade therapy. *J Cutan Pathol*, **44**：158-176, 2017.
17) Weber JS, Kähler KC, Hauschild A：Management of immune-related adverse events and kinetics of response with ipilimumab. *J Clin Oncol*, **30**：2691-2697, 2012.
18) Tanaka R, Ichimura Y, Kubota N, et al：Activation of CD8 T cells accelerates anti-PD-1 antibody-induced psoriasis-like dermatitis through IL-6. *Commun Biol*, **3**：571, 2020.
19) de Golian E, Kwong BY, Swetter SM, et al：Cutaneous complications of targeted melanoma therapy. *Curr Treat Opinions Oncol*, **17**：57, 2016.
20) Hua C, Boussemart L, Mateus C, et al：Association of vitiligo with tumor response in patients with metastatic melanoma treated with pembrolizumab. *JAMA Dermatol*, **152**：45-51, 2016.

21) Quaglino P, Marenco F, Osella-Abate S, et al : Vitiligo is an independent favourable prognostic factor in stage Ⅲ and Ⅳ metastatic melanoma patients : results from a single-institution hospital-based observational cohort study. *Ann Oncol*, **21** : 409-414, 2010.

22) Teulings HE, Limpens J, Jansen SN, et al : Vitiligo-like depigmentation in patients with stage III-IV melanoma receiving immunotherapy and its association with survival : a systematic review and meta-analysis. *J Clin Oncol*, **33** : 773-781, 2015.

23) Zarbo A, Belum VR, Sibaud V, et al : Immune-related alopecia(areata and universalis)in cancer patients receiving immune checkpoint inhibitors. *Br J Dermatol*, **176** : 1649-1652, 2017.

24) Lacouture M, Sibaud V : Toxic side effects of targeted therapies and immunotherapies affecting the skin, oral mucosa, hair, and nails. *Am J Clin Dermatol*, **19**(Suppl 1) : 31-39, 2018.

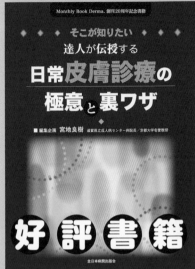
目　次

（株）全日本病院出版会

〒113-0033　東京都文京区本郷3-16-4
TEL：03-5689-5989　FAX：03-5689-8030
www.zenniti.com

MB Derma, **305**：71-77, 2021.

◆特集／免疫再構築症候群/irAE の学び方・診方

マイクロバイオームから irAE の最小化を目指す

吉村　清*

Key words：マイクロバイオーム（microbiome），ニボルマブ（nivolumab），イピリムマブ（ipilimumab），免疫関連有害事象（immune-related adverse events；irAE），免疫チェックポイント（immune checkpoints）

Abstract　次世代シークエンサーの画期的な発展の恩恵を受け，腸内細菌の研究は爆発的に進んできている．腸内細菌は個人を同定できるほど特異的であり，簡単には変化しないこともわかってきた．さらに，種々の疾患との関連についても精力的に解析が進んでいる．悪性黒色腫に関してはニボルマブとイピリムマブの併用療法でプライミングをかけ，ニボルマブで維持療法をする治療が多用される．ここでのイピリムマブの使用量は腎細胞がんに対する治療法よりも多く，副作用のマネージメントに注意を要する．そこで抗腫瘍の観点と有害事象の観点から，がんと腸内細菌あるいは免疫機構について論文的に考察した．我々は「昭和大学 U バンク」を立ち上げ，さらに多くの臨床検体を用いた免疫学的解析を含め，皮膚科領域のがんでも精力的に研究を進めている．

ニボルマブおよびイピリムマブの作用メカニズム

　ニボルマブは主に腫瘍と T 細胞間での負の制御機構を抑制する．これはエフェクター相と呼ばれる．これに対してイピリムマブはリンパ節内で樹状細胞からの抑制系のシグナルをブロックすることで T 細胞の活性化を維持する（図1）[1]．この時相をプライミング相と呼ぶ．この CTLA-4 による主たる T 細胞活性化の抑制メカニズムは PP2A を介する．しかしながらその後 CTLA-4 は，トランスエンドサイトーシスによって，T 細胞からリガンドである CD86 を捕捉することがわかった．この現象は抗 CTLA-4 抗体により回避可能であり，リガンドの発現を維持させることがわかった（図2）[2]．さらに抗腫瘍効果を微小環境で減弱させ

＊　Kiyoshi YOSHIMURA，〒157-8577　東京都世田谷区北烏山 6-11-11　昭和大学臨床薬理研究所臨床免疫腫瘍学部門，教授/同大学医学部内科学講座腫瘍内科学部門，兼担教授

ることや，自己免疫疾患を制御することで知られる制御性 T 細胞（Treg）上の CTLA-4 のトランスエンドサイトーシスにより，抗原提示細胞（APC）からリガンドを除去する機構が働き，通常の T 細胞の活性化が起こらないため抗腫瘍効果を発揮できないことが示唆された（図3）[3]．つまり，機構的にこれまで以上に抗 CTLA-4 抗体の重要性も考えられ，その重要性とともに免疫関連有害事象（irAE）をきたしやすいことが考えられる．

ニボルマブとイピリムマブの併用療法

　免疫療法における大きな課題は，有効性のさらなる向上とともに irAE の予測と制御である．日本が世界に先駆けて 2014 年，悪性黒色腫に対してニボルマブの承認を得たことは記憶に新しい．ところが翌 2015 年には，既に米国で未治療および全身療法による治療歴を有する切除不能な悪性黒色腫に対してニボルマブとイピリムマブの併用療法が承認となっている．この年に日本ではイピリムマブが承認され，2016 年欧州でも未治療および全

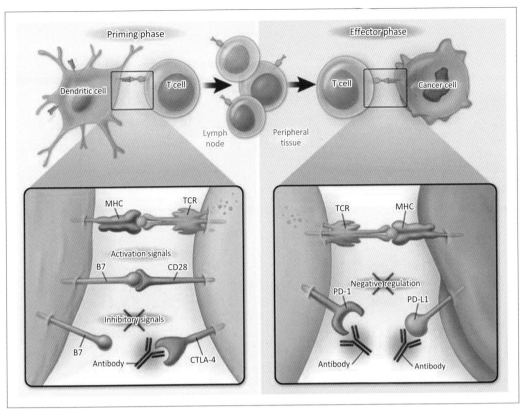

図 1.（文献 1 より）
イピリムマブはプライミング相，ニボルマブはエフェクター相で主に働く．

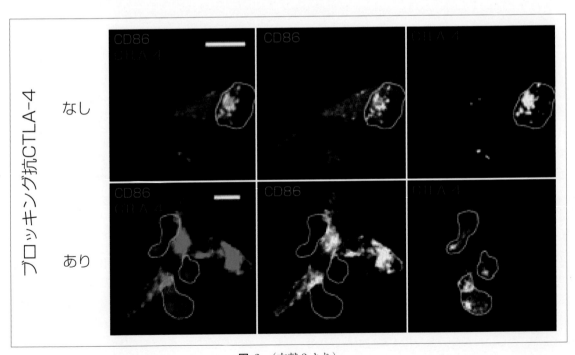

図 2.（文献 2 より）
上段は抗 CTLA-4 抗体がない状態で，下段は添加した状態．抗 CTLA-4 抗体緑色の
CD86 の発現を維持させる．

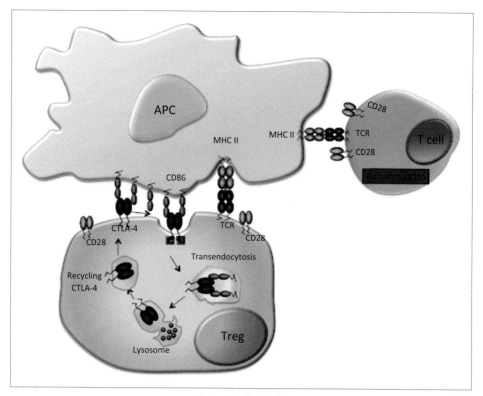

図 3.（文献 3 より）
Treg 上の CTLA-4 により APC からリガンド(CD86)を除去することで
T 細胞が活性化できない.

身療法による治療歴を有する切除不能な悪性黒色腫に対してニボルマブとイピリムマブの併用療法が承認となった．その後，やや遅れ 2018 年に日本で根治切除不能な悪性黒色腫に対してニボルマブとイピリムマブの併用療法が承認となった．ちなみに同年日本では，根治切除不能または転移性の腎細胞癌に対するニボルマブとイピリムマブの併用療法も承認となったため，免疫チェックポイント阻害薬(ICI)併用元年のような年となる．これは有効性の向上のために起こったムーブメントであるが，この一方で irAE の制御に対する挑戦の元年でもあった．ちなみにその後，2020 年 9 月にはがん化学療法後に増悪した治癒切除不能な進行・再発の高頻度マイクロサテライト不安定性(MSI-High)を有する結腸・直腸癌に対し，ニボルマブ・イピリムマブの併用療法の適応追加が承認された．悪性黒色腫に話を戻すと，2018 年はペムブロリズマブが術後補助療法に対して承認され，2019 年には *BRAF* 遺伝子変異を有する根治

切除不能な悪性黒色腫にエンコラフェニブとビニメチニブの併用が承認され，治療の選択肢は広まったうえに，今後のさらなる複雑な併用療法が到来する可能性があると考えられる．悪性黒色腫のニボルマブとイピリムマブの併用療法の承認となったスタディ(海外第Ⅲ相試験：Checkmate 067 や関連する国内第Ⅱ相試験：ONO-4538-17 試験)の有効性や副作用で注意すべき点は，ニボルマブの投与量が 1 mg/kg 3 週ごと，イピリムマブの投与量が 3 mg/kg 3 週ごとを 4 回行い，その後はニボルマブ投与で維持となっている．これに対して腎細胞癌の承認の根拠となった国際共同第Ⅲ相試験：ONO-4538-16/Checkmate 214 試験は，未治療の進行性または転移性の腎細胞癌(RCC)を対象として，ニボルマブとイピリムマブ併用療法のスニチニブ単剤療法に対する優越性の検証と安全性の検討を行った際に，ニボルマブを 3 mg/kg 3 週ごと投与とイピリムマブを 1 mg/kg 3 週ごと投与を 4 回行った後にはニボルマブ投与で維

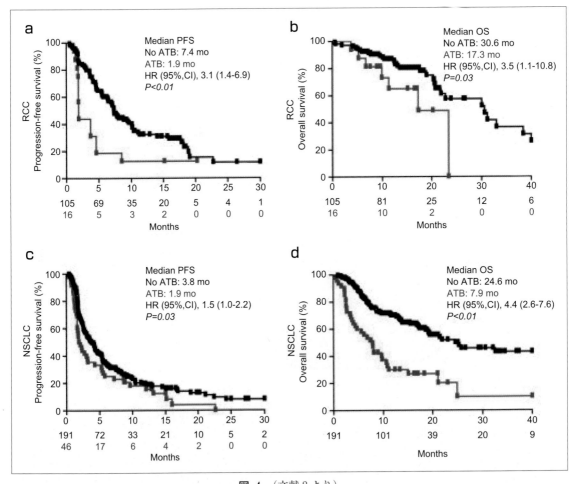

図 4.（文献 8 より）
a，b は腎細胞癌，c，d は非小細胞肺癌に対するそれぞれ a，c が無増悪生存率，b，d が全生存率で
抗生剤投与が細い線，非投与群が太い線である．

持となっている．つまり，悪性黒色腫では腎細胞
がんに比しイピリムマブの投与量が 3 倍，ニボル
マブの投与量が 1/3 になっている．したがって，
ONO-4538-17 試験での有害事象発生率が 100%
（n＝30）で重篤な有害事象が 66.7% であったが，
ある意味妥当ともいえる．

腸内細菌

　腸内細菌は医療分野で大きな話題となってい
る．特にがんの分野では，がん免疫療法の治療効
果と高い相関があるのではないかと考えられる
データが出つつある[4)～6)]．また，食道がんや胃が
んをはじめ多くの臓器のがんに腸内細菌が関与し
ているのではないかとも考えられている[7)]．また
興味深いデータとして，抗生物質の投与が腸内細

菌に変動をもたらし，ICI の治療効果に対して負
の影響を強く与えるという論文があり注目されて
いる（図 4）[8)]．悪性黒色腫は米国で特に ICI が頻用
されたことにより，腸内細菌と ICI の関係に関す
る研究が上記のように進んだ．

　ヒトの腸内には，およそ 1,000 種類，100 兆個
の細菌が共生し，重さとして 1.5～2 kg の腸内細
菌叢（腸内フローラとも呼ばれている）を形成して
いるといわれている．これは，次世代シークエン
サーの登場により，遺伝子解析に大きな進歩を生
み出した結果から解明されてきたことである．次
世代シークエンサーが本格的に登場する以前よ
り，数百万塩基対で構成される細菌のゲノムには
「16S リボゾーマル RNA 領域」という約 1,600 塩
基対の多型性のある領域が存在していることが知

られていた．16S リボゾーマル RNA 領域には，数十〜百塩基対程度で構成される 9 か所の超可変領域が存在し，細菌の種類により特徴的な配列を有していることがわかっている．また，この超可変領域は，同一の細菌種では配列が保存されていることが知られており，細菌ゲノムの全長をシークエンスするまでもなく 16S 領域の全長，もしくは一部を読み取り解析することで，細菌種の同定が可能であると考えられている．次世代シークエンサーによる技術革新は，腸内に生息する細菌の分類や解析の研究を飛躍的に発展させた．現在では，約 10 年以上をかけて解読してきたおよそ 30 億塩基対のヒトゲノムも，たった 1 台の機械を用いて 1 週間以内に解読することが可能となっている．

　次世代シークエンサーでは，使用する機器と検出する方法により違いはあるものの，基本的には数百塩基対程度の遺伝子断片の遺伝子配列情報を大量に読み取る．ゲノム情報など長い領域の解析では，読み取った断片の重なりの部分を認識してつなげて，ゲノムの全長として再構成する．16S領域に存在する超可変領域は，この読み取りの単位である数百塩基対であれば，1〜2 か所の同一の読み取り範囲でカバーすることが可能である．したがって，読み取った一つ一つの断片の情報が細菌の種類として同定されることで，糞便から抽出した細菌のゲノムを同時に解析する 16S メタゲノム解析法が実施可能となる．原理的には，1 回の検査で最大 1 億種類以上もの腸内細菌叢を明らかにすることが可能となった．

　糞便のおよそ半分〜1/3 は細菌由来とされており，1 g あたり 100 億個程度，ヒトの場合では 1 日あたり 2 兆〜3 兆個もの細菌が排出される．それらの細菌は，生きて出てくるものもあれば，死んで排出されるもの，さらに排出され，すぐに酸素などにより死んでしまう細菌もあると考えられる．16S メタゲノム解析法による腸内細菌叢の解析では，糞便に含まれる腸内細菌の遺伝子の本体である DNA を抽出，精製したものを鋳型として，

16S 領域の一部を増幅するように設定した遺伝子増幅用プライマーを用いて遺伝子を増幅する．ここでの遺伝子増幅は，通常の PCR 法による遺伝子増幅のように何千万倍以上も行う必要はなく，その後の解析に必要な配列などを付けることが 1 つの目的である．糞便から抽出，精製される DNA は細菌由来のものだけでなく，宿主であるヒトの DNA や食べ物の残渣などの DNA が含まれるが，それらは基本的には細菌由来の 16S 領域を持たないため，増幅には関与しない．その後，数百塩基対程度の遺伝子増幅産物を精製，定量し，ライブラリーを作成する．このライブラリーに含まれる遺伝子配列を，次世代シークエンサーを用いて読み取り，データベースと照合することで細菌の種類を同定する．遺伝子検査法を用いることで，培養法では検出できなかった死んだ細菌（死菌）の DNA はもちろん，糞便中に存在する生きた細菌由来の DNA 断片も検出することが可能であり，より腸内細菌叢に近い情報を供すると考えられている．糞便からの遺伝子抽出・精製，遺伝子増幅，増幅産物の精製・定量，ライブラリー作成，シークエンシング，そして解析ソフトを使用しての細菌の同定と割合の算出まで，およそ 3 日間で終了する．今後，得られた情報が次々とデータベース化されていくと考えられる．このように近年の技術革新で腸内細菌に関する情報が集積されており，腸内細菌と疾患，とりわけがんに関する情報が集積しつつある．

　また，これらの腸内細菌はどのようにして免疫に作用するかについても，現在様々な研究がなされている．このなかでも主な作用機序として単鎖脂肪酸の関与が知られている．単鎖脂肪酸はその受容体の違いなどから作用が変わると考えられるが，その詳細は今後の研究によって明らかになっていくものとみられる（図 5）[9]．

　ここで重要なこととして，現在我々を含めて多くの研究者が行っていることは，irAE が起きやすい免疫状態と有効性を発揮しやすい免疫状態を，腸内細菌を解析することで推測し，今後の腸内細

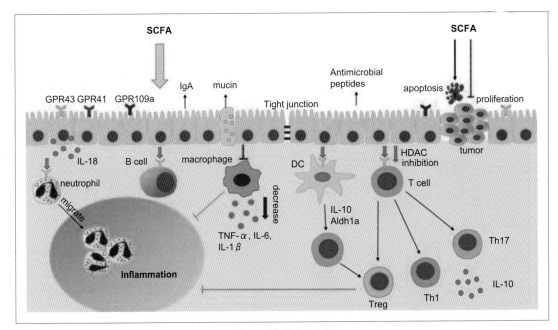

図 5.（文献 9 より）
単鎖脂肪酸は GPR43，GPR41，GPR109a などの受容体を介して免疫細胞の活性化や
サイトカイン産生を誘導する.

菌叢の修飾を含めた様々な治療により，irAE が起きにくく有効性を発揮しやすい状態に誘導することを目的とした研究が進んでいる．少なくともバイオマーカーとしてこれらの状態を推測可能となれば，治療戦略，特に副作用マネージメントが容易になると考えられる.

腸内細菌叢データベース
―昭和大学 U バンク―

腸内細菌叢は，人種間や国家間に特異的な傾向があることがわかってきている．現在，昭和大学臨床薬理研究所臨床免疫学部門，腫瘍内科や皮膚科などを中心として U バンク（便バンク）プロジェクトが進行中である．東京，神奈川に 8 病院，およそ 3,200 床を有する昭和大学が中心となり，現段階では大阪市立大学，滋賀医科大学，和歌山県立医科大学，神奈川県立がんセンター，福島県立医科大学などと連携し，100 万件のデータを蓄積することを計画している．昭和大学 U バンクでは，患者の便を採取することで腸内細菌叢を検査，データ化すると同時に，舌の上面を綿棒でこすり取った検体を使用しての口腔内細菌叢も検査

している．腸内細菌叢は，離乳期〜小学校低学年生の時期に主たる細菌叢の成分を形成する骨格が形成されると考えられている．また細菌は，飲食したものに付着する形で供給されると同時に，腸内ほどではないが多様性と細菌数を有する口腔内細菌叢からの供給もあると考えられる．口腔内は腸内と違って酸素が存在するため，好気性の細菌が大半を占める細菌叢を形成しており，嫌気性中心の腸内とは全く違ったデータが得られる．しかしながら，口腔内でもプラークを形成して虫歯の原因となるミュータンス菌や，歯周病の原因となるジンジバリス菌などを含むレッドコンプレックスといわれる細菌など，悪さをする嫌気性菌も存在する．昭和大学 U バンクでは，データベースに患者の背景データとして，年齢，性別，病歴，治療歴に加え，食生活や運動習慣などの生活習慣も蓄積している．合わせて，治療開始前の患者の検査結果とともに，治療継続中，そして治療終了後も継続的に前向きデータを蓄積している．現在，ICI 同士の複合療法をはじめ，化学療法との複合療法などの治療効果と irAE における腸内細菌叢や口腔内細菌叢との関連性を見いだすこと目的と

して研究している.

おわりに

　今回，腸内細菌叢とICIの研究を悪性黒色腫の治療における抗CTLA-4抗体，抗PD-1抗体の複合療法を中心に，その機構，懸念点，腸内細菌叢の研究の現況などを中心に述べた．今後のICI治療の展開に関して，腸内細菌叢の解析はますます重要となると考えられる.

文　献

1) Ribas A : Tumor immunotherapy directed at PD-1. *N Engl J Med*, **366**(26) : 2517-2519, 2012.
2) Qureshi OS, Zheng Y, Nakamura K, et al : Trans-endocytosis of CD80 and CD86 : a molecular basis for the cell-extrinsic function of CTLA-4. *Science*, **332**(6029) : 600-603, 2011.
3) Soskic B, Qureshi OS, Hou T, et al : A transendocytosis perspective on the CD28/CTLA-4 pathway. *Adv Immunol*, **124** : 95-136, 2014.
4) Vetizou M, Pitt JM, Daillere R, et al : Anticancer immunotherapy by CTLA-4 blockade relies on the gut microbiota. *Science*, **350**(6264) : 1079-1084, 2015.
5) Sivan A, Corrales L, Hubert N, et al : Commensal Bifidobacterium promotes antitumor immunity and facilitates anti-PD-L1 efficacy. *Science*, **350**(6264) : 1084-1089, 2015.
6) Wang Y, Wiesnoski DH, Helmink BA, et al : Fecal microbiota transplantation for refractory immune checkpoint inhibitor-associated colitis. *Nat Med*, **24**(12) : 1804-1808, 2018.
7) Schwabe RF, Jobin C : The microbiome and cancer. *Nat Rev Cancer*, **13**(11) : 800-812, 2013.
8) Derosa L, Hellmann MD, Spaziano M, et al : Negative association of antibiotics on clinical activity of immune checkpoint inhibitors in patients with advanced renal cell and non-small-cell lung cancer. *Ann Oncol*, **29**(6) : 1437-1444, 2018.
9) Sun M, Wu W, Liu Z, et al : Microbiota metabolite short chain fatty acids, GPCR, and inflammatory bowel diseases. *J Gastroenterol*, **52**(1) : 1-8, 2017.

FAXによる注文・住所変更届け

改定：2015年1月

　毎度ご購読いただきましてありがとうございます.

　読者の皆様方に小社の本をより確実にお届けさせていただくために，FAXでのご注文・住所変更届けを受けつけております. この機会に是非ご利用ください.

◇ご利用方法

　FAX専用注文書・住所変更届けは，そのまま切り離してFAX用紙としてご利用ください. また，注文の場合手続き終了後，ご購入商品と郵便振替用紙を同封してお送りいたします. **代金が5,000円をこえる場合，代金引換便とさせて頂きます**. その他，申し込み・変更届けの方法は電話，郵便はがきも同様です.

◇代金引換について

　本の代金が5,000円をこえる場合，代金引換とさせて頂きます. 配達員が商品をお届けした際に，現金またはクレジットカード・デビットカードにて代金を配達員にお支払い下さい(本の代金＋消費税＋送料). (※年間定期購読と同時に5,000円をこえるご注文を頂いた場合は代金引換とはなりません. 郵便振替用紙を同封して発送いたします. 代金後払いという形になります. 送料は定期購読を含むご注文の場合は頂きません)

◇年間定期購読のお申し込みについて

　年間定期購読は，1年分を前金で頂いておりますため，代金引換とはなりません. 郵便振替用紙を本と同封または別送いたします. 送料無料，また何月号からでもお申込み頂けます.

　毎年末，次年度定期購読のご案内をお送りいたしますので，定期購読更新のお手間が非常に少なく済みます.

◇住所変更届けについて

　年間購読をお申し込みされております方は，その期間中お届け先が変更します際，必ずご連絡下さいますようよろしくお願い致します.

◇取消，変更について

　取消，変更につきましては，お早めにFAX，お電話でお知らせ下さい.

　返品は，原則として受けつけておりませんが，返品の場合の郵送料はお客様負担とさせていただきます. その際は必ず小社へご連絡ください.

◇ご送本について

　ご送本につきましては，ご注文がありましてから約1週間前後とみていただきたいと思います. お急ぎの方は，ご注文の際にその旨をご記入ください. 至急送らせていただきます. 2～3日でお手元に届くように手配いたします.

◇個人情報の利用目的

　お客様から収集させていただいた個人情報，ご注文情報は本サービスを提供する目的(本の発送，ご注文内容の確認，問い合わせに対しての回答等)以外には利用することはございません.

　その他，ご不明な点は小社までご連絡ください.

株式会社　全日本病院出版会

〒113-0033 東京都文京区本郷 3-16-4-7F
電話 03(5689)5989　FAX03(5689)8030　郵便振替口座 00160-9-58753

FAX 専用注文用紙　5,000 円以上代金引換 <small>(皮 '21.1)</small>

Derma 年間定期購読申し込み（送料弊社負担）					
□ 2021 年＿月〜12 月　　□ 2020 年 1 月〜12 月（定価 41,690 円）					

□ Derma バックナンバー申し込み（号数と冊数をご記入ください）
No. ＿＿／＿＿　冊　　No. ＿＿／＿＿　冊　　No. ＿＿／＿＿　冊

	冊
Monthly Book Derma. 創刊 20 周年記念書籍 □ そこが知りたい 達人が伝授する日常皮膚診療の極意と裏ワザ（定価 13,200 円）	
Monthly Book Derma. 創刊 15 周年記念書籍 □ 匠に学ぶ皮膚科外用療法―古きを生かす，最新を使う―（定価 7,150 円）	
Monthly Book Derma. No. 300（'20.9 月増大号） □ 皮膚科医必携！外用療法・外用指導のポイント	
Monthly Book Derma. No. 294（'20.4 月増刊号） □ "顔の赤み" 鑑別・治療アトラス（定価 6,380 円）	
Monthly Book Derma. No. 288（'19.10 月増大号） □ 実践！皮膚外科小手術・皮弁術アトラス（定価 5,280 円）	
Monthly Book Derma. No. 281（'19.4 月増刊号） □ これで鑑別は OK！ ダーモスコピー診断アトラス（定価 6,160 円）	

PEPARS 年間定期購読申し込み（送料弊社負担）	
□ 2021 年＿月〜12 月　　□ 2020 年 1 月〜12 月（定価 42,020 円）	

□ PEPARS バックナンバー申し込み（号数と冊数をご記入ください）
No. ＿＿／＿＿　冊　　No. ＿＿／＿＿　冊　　No. ＿＿／＿＿　冊

	冊
PEPARS No. 147（'19.3 月増大号） □ 美容医療の安全管理とトラブルシューティング（定価 5,720 円）	
PEPARS No. 135（'18.3 月増大号） □ ベーシック＆アドバンス 皮弁テクニック（定価 5,720 円）	
□ 足爪治療マスター BOOK（定価 6,600 円）	
□ 日本美容外科学会会報 2020 Vol.42 特別号 美容医療診療指針（定価 2,750 円）	
□ 図解 こどものあざとできもの―診断力を身につける―	
□ Kampo Medicine　経方理論への第一歩（定価 3,300 円）	
□ 美容外科手術―合併症と対策―（定価 22,000 円）	
□ 足育学 外来でみるフットケア・フットヘルスウェア（定価 7,700 円）	
□ ケロイド・肥厚性瘢痕 診断・治療指針 2018（定価 4,180 円）	
□ 実践アトラス 美容外科注入治療 改訂第 2 版（定価 9,900 円）	
□ Non-Surgical 美容医療超実践講座（定価 15,400 円）	
□ カラーアトラス 爪の診療実践ガイド（定価 7,920 円）	
□ スキルアップ！ニキビ治療実践マニュアル（定価 5,720 円）	
□ イチからはじめる 美容医療機器の理論と実践（定価 6,600 円）	

その他（雑誌名/号数，書名と冊数をご記入ください）
□

お名前	フリガナ		診療科
		要捺印	

ご送付先	〒　　　―

TEL：　　　（　　　　）　　　　　　　FAX：　　　（　　　　）

FAX 03-5689-8030 全日本病院出版会行

年　月　日

住 所 変 更 届 け

お 名 前	フリガナ	
お客様番号		毎回お送りしています封筒のお名前の右上に印字されております8ケタの番号をご記入下さい。
新お届け先	〒　　　　　　都 道 　　　　　　　府 県	
新電話番号	（　　　　　）	
変更日付	年　　月　　日より	月号より
旧お届け先	〒	

※ 年間購読を注文されております雑誌・書籍名に✓を付けて下さい。

☐ Monthly Book Orthopaedics（月刊誌）

☐ Monthly Book Derma.（月刊誌）

☐ 整形外科最小侵襲手術ジャーナル（季刊誌）

☐ Monthly Book Medical Rehabilitation（月刊誌）

☐ Monthly Book ENTONI（月刊誌）

☐ PEPARS（月刊誌）

☐ Monthly Book OCULISTA（月刊誌）

FAX 03-5689-8030

全日本病院出版会行

バックナンバー 一覧 <small>2021 年 1 月現在</small>

Monthly Book

デルマ Derma.

―――― 2021 年度　年間購読料　42,130 円 ――――
通常号 2,750 円（本体価格 2,500 円＋税）×11 冊
増大号 5,500 円（本体価格 5,000 円＋税）×1 冊
増刊号 6,380 円（本体価格 5,800 円＋税）×1 冊

※各号定価：本体 2,500 円＋税（増刊・増大号は除く）
※ 2015 年以前のバックナンバーにつきましては，弊社ホームページ（https://www.zenniti.com）をご覧ください.

これだけは知っておきたい 軟部腫瘍診断

編集企画／関西医科大学総合医療センター教授
清原　隆宏

編集主幹：照井　正　日本大学教授 　　　　　大山　学　杏林大学教授	No. 305　編集企画： 末木博彦　昭和大学教授

Monthly Book Derma.　No. 305

2021 年 2 月 15 日発行（毎月 15 日発行）
　　定価は表紙に表示してあります.
　　　　　Printed in Japan

発行者　　末 定 広 光
発行所　　株式会社　全日本病院出版会
〒 113-0033 東京都文京区本郷 3 丁目 16 番 4 号 7 階
　　　　電話 （03）5689-5989　Fax （03）5689-8030
　　　　郵便振替口座 00160-9-58753
印刷・製本　三報社印刷株式会社　　　電話 （03）3637-0005
広告取扱店　㈱メディカルブレーン　　電話 （03）3814-5980

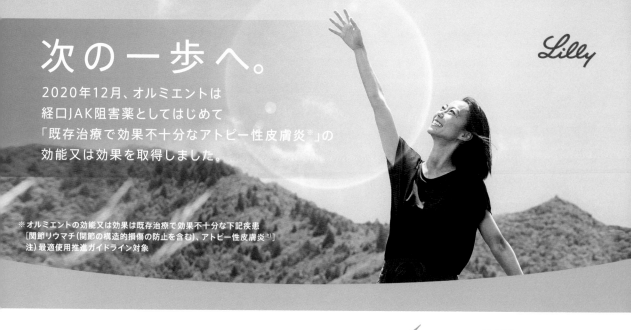

次の一歩へ。

2020年12月、オルミエントは
経口JAK阻害薬としてはじめて
「既存治療で効果不十分なアトピー性皮膚炎※」の
効能又は効果を取得しました。

※ オルミエントの効能又は効果は既存治療で効果不十分な下記疾患
[関節リウマチ(関節の構造的損傷の防止を含む)、アトピー性皮膚炎注)]
注) 最適使用推進ガイドライン対象

ヤヌスキナーゼ(JAK)阻害剤　　薬価基準収載

オルミエント®錠 4mg 2mg

olumiant®(baricitinib) tablets　バリシチニブ錠

劇薬・処方箋医薬品　注意－医師等の処方箋により使用すること

適応追加

---

1. 警告
〈効能共通〉
1.1 本剤投与により、結核、肺炎、敗血症、ウイルス感染等による重篤な感染症の新たな発現もしくは悪化等が報告されており、本剤との関連性は明らかではないが、悪性腫瘍の発現も報告されている。本剤が疾病を完治させる薬剤でないことも含め、これらの情報を患者に十分説明し、患者が理解したことを確認した上で、治療上の有益性が危険性を上回ると判断される場合にのみ投与すること。
また、本剤投与により重篤な副作用が発現し、致死的な経過をたどった症例が報告されているので、緊急時の対応が十分可能な医療施設及び医師が使用すること。また、本剤投与後に有害事象が発現した場合には、主治医に連絡するよう患者に注意を与えること。[1.2.1、1.2.2、2.2、2.3、8.1、8.2、9.1.1-9.1.3、11.1.1、15.1.1、15.1.2参照]
1.2 感染症
1.2.1 重篤な感染症
敗血症、肺炎、真菌感染症を含む日和見感染症等の致死的な感染症が報告されているため、十分な観察を行うなど感染症の発現に注意すること。[1.1、2.2、8.1、9.1.1、9.1.3、11.1.1、15.1.1参照]
1.2.2 結核
播種性結核(粟粒結核)及び肺外結核(脊椎、リンパ節等)を含む結核が報告されている。結核の既感染者では症状の顕在化及び悪化のおそれがあるため、本剤投与に先立って結核に関する十分な問診及び胸部X線検査に加え、インターフェロンγ遊離試験又はツベルクリン反応検査を行い、適宜胸部CT検査等を行うことにより、結核感染の有無を確認すること。結核の既往歴を有する患者及び結核の感染が疑われる患者には、結核等の感染症について診療経験を有する医師と連携の下、原則として本剤投与前に適切な抗結核薬を投与すること。ツベルクリン反応検査等の検査が陰性の患者において、投与後活動性結核が認められた例も報告されている。[1.1、2.3、8.2、9.1.2、11.1.1参照]
1.3 本剤についての十分な知識と適応疾患の治療の知識・経験をもつ医師が使用すること。
〈関節リウマチ〉
1.4 本剤の治療を行う前に、少なくとも1剤の抗リウマチ薬等の使用を十分勘案すること。

---

2. 禁忌(次の患者には投与しないこと)
2.1 本剤の成分に対し過敏症の既往歴のある患者
2.2 重篤な感染症(敗血症等)の患者[症状が悪化するおそれがある。][1.1、1.2.1、8.1、9.1.1、9.1.3、11.1.1、15.1.1参照]
2.3 活動性結核の患者[症状が悪化するおそれがある。][1.1、1.2.2、8.2、9.1.2、11.1.1参照]
2.4 重度の腎機能障害を有する患者[7.2、9.2.1、16.6.1参照]
2.5 好中球数が500/mm³未満の患者[8.3、9.1.9、11.1.3参照]
2.6 リンパ球数が500/mm³未満の患者[8.3、9.1.10、11.1.3参照]
2.7 ヘモグロビン値が8g/dL未満の患者[8.3、9.1.11、11.1.3参照]
2.8 妊婦又は妊娠している可能性のある女性[9.5参照]

4. 効能又は効果

既存治療で効果不十分な下記疾患
○ 関節リウマチ（関節の構造的損傷の防止を含む）
○ アトピー性皮膚炎注）
注）最適使用推進ガイドライン対象

5. 効能又は効果に関連する注意

〈関節リウマチ〉
5.1 過去の治療において、メトトレキサートをはじめとする少なくとも1剤の抗リウマチ薬等による適切な治療を行っても、疾患に起因する明らかな症状が残る場合に投与すること。
〈アトピー性皮膚炎〉
5.2 ステロイド外用剤やタクロリムス外用剤等の抗炎症外用剤による適切な治療を一定期間施行しても、十分な効果が得られず、強い炎症を伴う皮疹が広範囲に及ぶ場合に用いること。[17.1.6-17.1.8参照]
5.3 原則として、本剤投与時にはアトピー性皮膚炎の病変部位の状態に応じて抗炎症外用剤を併用すること。
5.4 本剤投与時も保湿外用剤を継続使用すること。

6. 用法及び用量

通常、成人にはバリシチニブとして4mgを1日1回経口投与する。なお、患者の状態に応じて2mgに減量すること。

7. 用法及び用量に関連する注意

〈効能共通〉
7.1 本剤4mg 1日1回投与で治療効果が認められた際には、本剤2mg 1日1回投与への減量を検討すること。[17.1.3-17.1.8参照]
7.2 中等度の腎機能障害のある患者には、2mgを1日1回経口投与する。[2.4、9.2.1-9.2.3、16.6.1参照]

腎機能障害の程度	推算糸球体ろ過量 (eGFR:mL/分/1.73m²)	投与量
正常又は軽度	eGFR≧60	4mgを1日1回投与
中等度	30≦eGFR<60	2mgを1日1回投与
重度	eGFR<30	投与しない

7.3 プロベネシドとの併用時には本剤を2mg 1日1回に減量するなど用量に注意すること。[10.2、16.7.1参照]
〈関節リウマチ〉
7.4 免疫抑制作用が増強されると感染症のリスクが増加することが予想されるので、本剤と抗リウマチ生物製剤や他の経口ヤヌスキナーゼ（JAK）阻害剤との併用はしないこと。本剤とこれらの薬剤との併用経験はない。
〈アトピー性皮膚炎〉
7.5 免疫抑制作用が増強されると感染症のリスクが増加することが予想されるので、本剤と免疫調整生物製剤、他の経口JAK阻害剤、シクロスポリン等の強力な免疫抑制剤との併用はしないこと。本剤とこれらの薬剤との併用経験はない。
7.6 本剤による治療反応は、通常投与開始から8週までには得られる。8週までに治療反応が得られない場合は、投与中止を考慮すること。

8. 重要な基本的注意

〈効能共通〉
8.1 本剤は、免疫反応に関与するJAKファミリーを阻害するので、感染症に対する宿主免疫能に影響を及ぼす可能性がある。本剤の投与に際しては十分な観察を行い、感染症の発現や増悪に注意すること。また、患者に対し、発熱、倦怠感等があらわれた場合には、速やかに主治医に相談するよう指導すること。[1.1、1.2.1、2.2、9.1.1、9.1.3参照]
8.2 本剤投与に先立って結核に関する十分な問診及び胸部X線検査に加え、インターフェロンγ遊離試験又はツベルクリン反応検査を行い、適宜胸部CT検査を行うことにより、結核感染の有無を確認すること。本剤投与中は胸部X線検査等の適切な検査を定期的に行うなど結核の発現には十分に注意すること。患者に対し、結核を疑う症状が発現した場合（持続する咳、発熱等）には速やかに主治医に連絡するよう説明すること。[1.1、1.2.2、2.3、9.1.2参照]
8.3 好中球減少、リンパ球減少及びヘモグロビン減少があらわれることがあるので、本剤投与開始後は定期的に好中球数、リンパ球数及びヘモグロビン値を確認すること。[2.5-2.7、9.1.9-9.1.11、11.1.3参照]
8.4 ヘルペスウイルスを含むウイルスの再活性化（帯状疱疹等）が報告されている。また、日本人関節リウマチ患者で認められた重篤な感染症例のうち多くが重篤な帯状疱疹であったこと、播種性帯状疱疹も認められていることから、ヘルペスウイルス等の再活性化の徴候や症状の発現に注意すること。徴候や症状の発現が認められた場合には、患者に受診するよう説明し、本剤の投与を中断し速やかに適切な処置を行うこと。また、ヘルペスウイルス以外のウイルスの再活性化にも注意すること。[11.1.1参照]
8.5 抗リウマチ生物製剤によるB型肝炎ウイルスの再活性化が報告されているので、本剤投与に先立って、B型肝炎ウイルス感染の有無を確認すること。[9.1.7参照]
8.6 感染症発現のリスクを否定できないので、本剤投与中の生ワクチン接種は行わないこと。
8.7 総コレステロール、LDLコレステロール、HDLコレステロール及びトリグリセリドの上昇等の脂質検査値異常があらわれることがある。本剤投与開始後は定期的に脂質検査値を確認すること。臨床上必要と認められた場合には、脂質異常症治療薬の投与等の適切な処置を考慮すること。
8.8 トランスアミナーゼ値の上昇があらわれることがあるので、本剤投与中は、観察を十分に行うこと。トランスアミナーゼ値が基準値上限の5～10倍以上に上昇した症例も報告されている。[9.3、11.1.4参照]
8.9 悪性リンパ腫、固形癌等の悪性腫瘍の発現が報告されている。本剤との因果関係は明らかではないが、悪性腫瘍の発現には注意すること。[15.1.2参照]
〈アトピー性皮膚炎〉
8.10 本剤が疾患を完治させる薬剤でなく、本剤投与中も保湿外用剤等を併用する必要があることを患者に対して説明し、患者が理解したことを確認したうえで投与すること。
8.11 本剤は免疫抑制作用を有することから、皮膚バリア機能が低下しているアトピー性皮膚炎患者への投与に際しては十分な観察を行い、皮膚感染症の発現に注意すること。アトピー性皮膚炎患者を対象とした臨床試験において重篤な皮膚感染症が報告されている。

9. 特定の背景を有する患者に関する注意

9.1 合併症・既往歴等のある患者
9.1.1 感染症（重篤な感染症を除く）の患者又は感染症が疑われる患者 [1.1、1.2.1、2.2、8.1、11.1.1参照]
9.1.2 結核の既感染者（特に結核の既往歴のある患者及び胸部レントゲン上結核治癒所見のある患者）又は結核感染が疑われる患者 (1) 結核の既感染者では、結核を活動化させるおそれがある。[1.1、1.2.2、2.3、8.2、11.1.1参照] (2) 結核の既往歴を有する場合及び結核感染が疑われる場合には、結核の診療経験がある医師に相談すること。以下のいずれかの患者には、原則として本剤投与前に適切な抗結核薬による治療を行うこと。[1.1、1.2.2、2.3、8.2、11.1.1参照]・胸部画像検査で陳旧性結核に合致するか推定される陰影を有する患者 ・結核の治療歴（肺外結核を含む）を有する患者 ・インターフェロンγ遊離試験やツベルクリン反応検査等の検査により、既感染が強く疑われる患者 ・結核感染及び血液ガス検査の濃厚接触歴を有する患者
9.1.3 易感染性の状態にある患者 感染症を発現するリスクが高い。[1.1、1.2.1、2.2、8.1、11.1.1参照]
9.1.4 腸管憩室のある患者 消化管穿孔があらわれるおそれがある。[11.1.2参照]
9.1.5 間質性肺炎の既往歴のある患者 定期的に問診を行うなど、注意すること。間質性肺炎があらわれるおそれがある。[11.1.5参照]
9.1.6 静脈血栓塞栓症のリスクを有する患者 [11.1.6参照]
9.1.7 B型肝炎ウイルスキャリアの患者又は既往感染者（HBs抗原陽性、かつHBc抗体又はHBs抗体陽性） 肝機能検査値やHBV DNAのモニタリングを行うなど、B型肝炎ウイルスの再活性化の徴候や症状の発現に注意すること。抗リウマチ生物製剤を投与されたB型肝炎ウイルスキャリアの患者又は既往感染者において、B型肝炎ウイルスの再活性化が報告されている。なお、活動性B型肝炎の患者は臨床試験では除外されている。[8.5参照]
9.1.8 C型肝炎患者 臨床試験では除外されている。
9.1.9 好中球減少（好中球数500/mm³未満を除く）のある患者 好中球数が低い患者（1000/mm³未満）については、本剤の投与を開始しないことが望ましい。好中球減少が更に悪化するおそれがある。[2.5、8.3参照]
9.1.10 リンパ球減少（リンパ球数500/mm³未満を除く）のある患者 リンパ球減少が更に悪化するおそれがある。[2.6、8.3参照]
9.1.11 ヘモグロビン値減少（ヘモグロビン値8g/dL未満を除く）のある患者 ヘモグロビン減少が更に悪化するおそれがある。[2.7、8.3参照]

10. 相互作用

10.2 併用注意（併用に注意すること） プロベネシド[7.3、16.7.1参照]

11. 副作用

次の副作用があらわれることがあるので、観察を十分に行い、異常が認められた場合には投与を中止するなど適切な処置を行うこと。
11.1 重大な副作用
11.1.1 感染症 帯状疱疹（3.2%）、肺炎（0.8%）、ニューモシスティス肺炎（0.1%未満）、敗血症（0.1%未満）、結核（0.1%未満）等の重篤な感染症（日和見感染症を含む）があらわれ、致死的な経過をたどることがある。本剤投与中に重篤な感染症を発現した場合は、感染症がコントロールできるようになるまでは投与を中止すること。[1.1、1.2.1、1.2.2、2.2、3.8、8.4、9.1.1-9.1.3参照]
11.1.2 消化管穿孔（0.1%未満） 異常が認められた場合には投与を中止するとともに、腹部X線、CT等の検査を実施するなど十分に観察し、適切な処置を行うこと。[9.1.4参照]
11.1.3 好中球減少（0.8%）、リンパ球減少（1.3%）、ヘモグロビン減少（0.1%） 好中球数：本剤投与開始後、継続して500～1000/mm³である場合は、1000/mm³を超えるまでは本剤の投与を中断すること。リンパ球数：本剤投与開始後、500/mm³未満になった場合には、500/mm³以上となるまで本剤の投与を中止すること。ヘモグロビン値：本剤投与開始後、8g/dL未満になった場合には、正常化するまで本剤の投与を中止すること。[2.5-2.7、8.3参照]
11.1.4 肝機能障害、黄疸 AST（0.9%）、ALT（1.1%）の上昇等を伴う肝機能障害、黄疸（頻度不明）があらわれることがある。[8.8参照]
11.1.5 間質性肺炎（0.1%未満）
発熱、咳嗽、呼吸困難等の呼吸器症状に十分に注意し、異常が認められた場合には、速やかに胸部X線検査、胸部CT検査及び血液ガス検査等を実施し、本剤の投与を中止するとともにニューモシスティス肺炎との鑑別診断（β-Dグルカンの測定等）を考慮に入れ適切な処置を行うこと。[9.1.5参照]
11.1.6 静脈血栓塞栓症（0.3%） 肺塞栓症及び深部静脈血栓症があらわれることがある。[9.1.6参照]
11.2 その他の副作用 主な副作用（発現頻度1%以上）は、上気道感染症、LDLコレステロール上昇、悪心、腹痛、帯状疱疹、単純ヘルペス、尿路感染、頭痛、ALT上昇、AST上昇、血小板増加症、トリグリセリド上昇、CK上昇

21. 承認条件

21.1 医薬品リスク管理計画を策定の上、適切に実施すること。
〈関節リウマチ〉
21.2 製造販売後、一定数の症例に係るデータが蓄積されるまでの間は、全症例を対象に使用成績調査を実施することにより、本剤の安全性及び有効性に関するデータを早期に収集し、本剤の適正使用に必要な措置を講じること。

その他の使用上の注意については添付文書をご参照ください。

＊添付文書：2020年12月改訂（第3版、効能変更）

Lilly Answers リリーアンサーズ
日本イーライリリー医薬情報問合せ窓口
0120-360-605※1（医療関係者向け）
受付時間 月曜日～金曜日 8:45～17:30※2
※1 通話料は無料です。携帯電話、PHSからもご利用いただけます
※2 祝祭日及び当社休日を除きます
www.lillymedical.jp

製造販売元〈文献請求先及び問い合わせ先〉
日本イーライリリー株式会社
〒651-0086 神戸市中央区磯上通5丁目1番28号

PP-BA-JP-2372
2020年12月作成